인지건강 증진을 위한
두뇌 훈련

탑클래스 두뇌발전소

탑클래스 두뇌발전소는 심신의학을 바탕으로 현대인들의 각종 두뇌 질환 및 건강한 두뇌 개발에 도움이 되고자 유튜브 채널 '탑클래스 두뇌발전소'를 운영하고 있다. 기억력, 집중력, 관찰력, 판단력, 언어능력 등 다양한 분야의 두뇌 훈련을 위한 두뇌게임을 비롯하여, 명상을 통한 두뇌 휴식법, 알면 도움 되는 유익한 건강 정보 등 약 1000개의 영상을 업로드하며 활동 중이다. 고령화 시대에 세계적으로 사회적 문제가 되고 있는 치매를 예방하기 위해, 두뇌 훈련 후 두뇌 휴식을 병행하는 프로그램을 고안하여, 따라 하면 누구나 스스로 치매를 예방할 수 있도록 하고 있다. 6만 명을 바라보는 구독자와 누적 조회 2100만 뷰를 넘기며, 더 많은 이들에게 바른 두뇌 건강법을 전달하기 위해 열정으로 노력하는 중이다. 즐거운 마음의 강력한 치유력을 믿는 탑클래스 두뇌발전소는 앞으로도 많은 이들이 즐거운 마음으로 치매 없는 삶을 영위할 수 있도록 최선을 다할 것이다.

탑클래스 두뇌발전소 유튜브

대한치매협회

2016년 8월 네이버 밴드 '치매이야기'로 출발하여 치매로부터 자유로운 세상, 치매가 있어도 불편하지 않은 세상, 행복하고 존엄한 노년이 보장되는 세상을 만들고자 2019년 1월 대한치매협회를 정식 발족하였다. 가르치고 배우면서 서로 성장한다는 교학상장(教學相長)을 모토로 치매아카데미, 역량강화학교, 치매예방학교, 치매전문학교, 웰에이징학교, 웰다잉학교, 장기요양학교, 시니어비즈니스학교, 특별양성학교, 디지털역량강화학교, 심리상담학교, 치매예방마술, 역사인문학교실, 독서클럽, 연구분과, 자격과정 등의 각종 프로그램을 운영하였다. 치매 환자와 가족이 안심하고 살아갈 수 있는 인적·물적 환경을 조선하여 지역사회돌봄(커뮤니티케어)을 구축히고자 치매와 고령사회에 대한 양질의 정보를 제공하고 있으며, 온/오프라인 교육 및 학술 활동을 통한 치매 전문인력 양성, 배움과 나눔을 통한 치매에 대한 올바른 이해와 치매 인식개선 활동, 회원 간/기관 간/지역 간의 네트워크 강화와 활성화, 치매예방·치매돌봄·치매치료에 대한 비의료적 개입의 연구개발 및 보급에 적극적으로 임하고 있다.

- **치매이야기(고령사회) 밴드**   http://band.us/@dementia
- **대한치매협회 홈페이지**   http://www.dementia.kr
- **채널 모음**   https://linktr.ee/k_dementia

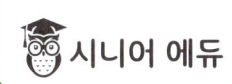 시니어 에듀

인지건강 증진을 위한
두뇌 훈련

탑클래스 두뇌발전소·대한치매협회 공저

2
겨울편

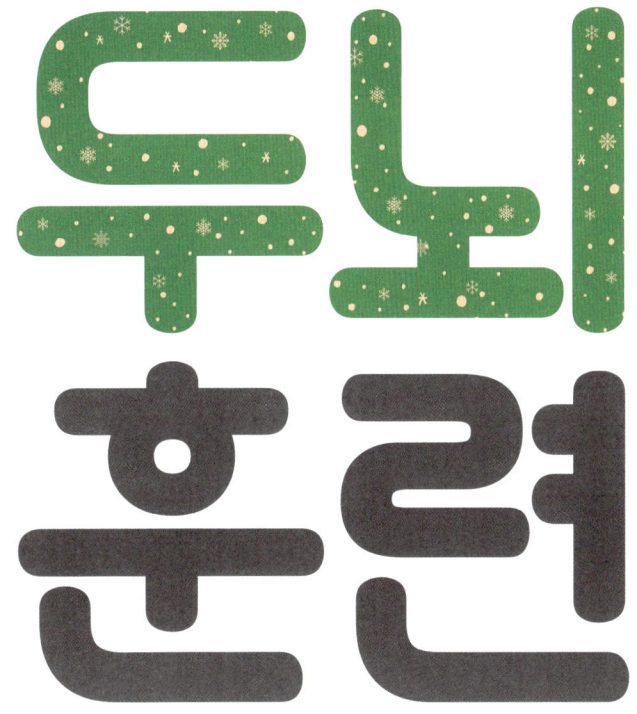
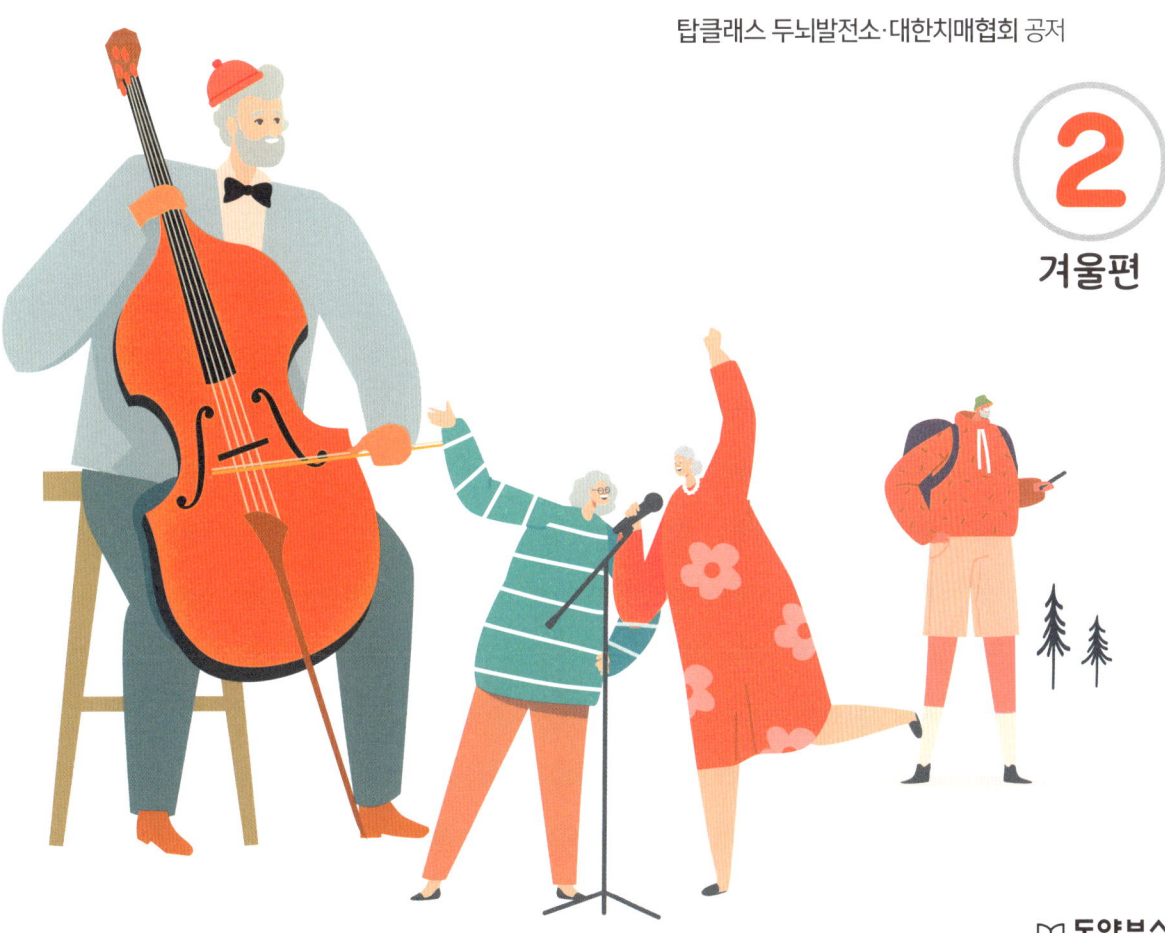

동양북스

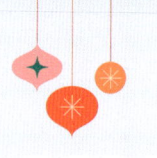

책을 펴내며

요즘 주변을 돌아보면, 단순 건망증에도 '혹시 내가 치매는 아닐까?' 염려하는 사람들이 많습니다. 자연스러운 노화 현상인 기억력 감퇴나 신체 기능 저하일 수 있음에도 미리 걱정하고 두려워하는 이유는, 치매가 아직 발병 원인조차 명확히 밝혀지지 않은, 완치할 수 없는 병이기 때문입니다. 이는 치매 예방의 중요성이 강조되는 이유이기도 합니다.

치매를 예방하고 건강하게 두뇌를 발전시키기 위해서는 꾸준한 훈련을 통해 두뇌 세포를 활성화하고, 바른 휴식법으로 두뇌 능력을 강화하는 것이 중요합니다. 그리고 이러한 훈련에 앞서 무엇보다 중요한 것은, 하루하루 건강하게 변화하는 두뇌를 생각하며 즐거운 마음으로 훈련과 휴식에 임하는 것입니다. 이러한 즐거운 마음가짐은, 언제 나에게 올지 모를 치매에 대비하기 위해 노력한다는 마음가짐보다 훨씬 강력한 치유 효과를 발휘합니다.

이 책은 치매 예방의 핵심이 되는 두 가지, 두뇌 훈련(게임)과 두뇌 휴식(명상)을 중점으로 구성하여 두뇌 강화 효과가 극대화될 수 있도록 하였습니다.

첫 번째, 25가지 재밌는 두뇌 게임으로 이루어진 두뇌 훈련은, 반복과 집중을 통해 뇌에 건강한 자극을 줌으로써 신경세포의 기능을 향상하고, 세포 간 연결망인 시냅스를 활성화합니다. 기억력, 집중력, 관찰력, 판단력, 언어 능력, 계산 능력 등 인지 능력이 재밌는 게임을 하는 동안 체계적으로 발달할 수 있도록 구성하였습니다. 아름다운 색상의 예쁜 그림들로 이루어진 게임을 꾸준히 하다 보면 마음이 밝아지고, 힐링 되어 두뇌 건강 증진에 많은 도움이 됩니다.

두 번째, 쉬어가기 코너에 구성된 명언 명상으로 두뇌 휴식을 하면, 두뇌 훈련의 효과를 최대화할 수 있습니다. 처음 명상을 접하는 분도 천천히 순서대로 따라 하며 5분이라도 꾸준히 실천하면, 두뇌 휴식의 효과를 볼 수 있습니다. 출렁이는 물결이 잦아들면 고요해진 물속이 깨끗이 보이듯, 바른 휴식을 통해 잡념이 쉬어지면 두뇌의 모든 능력은 저절로 향상됩니다.

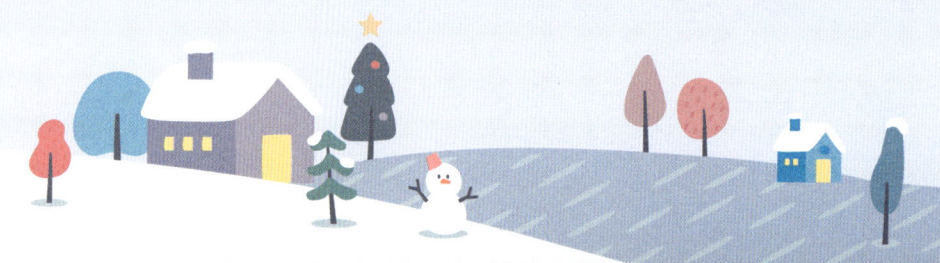

교재는 매월 1권, 총 12권으로 이루어져 있습니다. 봄, 여름, 가을, 겨울, 계절별로 두뇌 훈련 프로그램이 마무리될 수 있도록 구성하여, 성취감을 느끼며 두뇌 훈련을 지속할 수 있습니다. 총 25종류의 두뇌 게임과 추가적인 부가 활동이 수록되어 있어, 재밌게 게임을 하다 보면 자연스럽게 다방면의 인지 능력을 고루 향상하고, 한층 더 강화할 수 있습니다. 한 권의 책 안에서 난이도 조절을 통해 효율적으로 두뇌 능력을 개선할 수 있도록 유의하였습니다.

탑클래스 두뇌발전소는 두뇌 건강의 근본이 되는 심리적 치유와 함께 효과적으로 두뇌 능력을 향상하는 방법들을 모색하고, 연구해 오고 있습니다. 두뇌 게임을 통한 두뇌 훈련 후 휴식(명상)을 함으로써 두뇌 강화 효과를 극대화하는 프로그램을 고안하는 등 지속적인 연구를 거듭하며 치매 예방 및 모든 연령대의 두뇌 개발에 도움이 되길 바라는 마음을 담아 유튜브 채널 '탑클래스 두뇌발전소'를 운영하고 있습니다.

이 책을 작업하며, 치매로부터 자유로운 세상이 되길 바라는 희망을 나눌 수 있어 뜻깊고, 보람된 시간이었습니다. 좋은 기회를 제안해 주신 대한치매협회 조범훈 회장님과 협회 강사님들께 감사드리며, 이 교재의 출간이 많은 분들께 치매 없이 건강하고, 심신의 행복이 충만한 삶의 초석이 될 수 있기를 바랍니다.

탑클래스 두뇌발전소

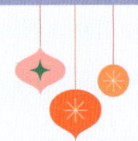

이제 우리나라는 노인 1천만 명, 치매 환자 1백만 명 시대를 맞이하고 있습니다. 2000년 고령화 사회(aging society: 7%)에서 2017년 고령사회(aged society: 14%)를 거쳐, 이제 초고령사회(super aged society: 20%)에 진입했습니다.

고령화에 따라 많아지고 있는 치매는 뇌의 인지기능에 문제가 발생하는 대표적인 질환이라고 할 수 있습니다. 치매는 여러 가지 다양한 원인으로 뇌기능이 손상되어 후천적으로 인지력에 문제가 생기는 질환입니다. 노년에 가장 두려워하는 질환이 치매라고 합니다.

인간에게 가장 중요한 기능 중 하나는 '인지(認知, cognition) 능력'이라고 할 수 있습니다. 사람에 따라서 조금씩 다를 수는 있겠지만 나이가 들어감에 따라 인지기능은 노화과정과 더불어 점차 감퇴하는 경향이 있습니다.

인지력 저하가 되지 않도록 예방하는 것이 무엇보다 중요하며, 만약 치매에 걸렸다면 진행 속도를 최대한 늦추는 것이 필요합니다. 이를 위해서는 적극적이고 꾸준한 두뇌 활동을 해야 합니다. 용불용설(用不用說), 뇌는 자극하고 사용하면 사용할수록 더 건강해질 수 있기 때문입니다.

치매가 진단되어 어려움을 겪는 어르신들은 물론, 인지기능이 약해지신 분들, 건강한 어르신들의 평소 꾸준하고 적극적인 두뇌 활동을 통해 뇌의 예비용량을 키워두면 인지 건강을 유지, 향상할 수 있습니다.

본 교재는 舊노년뿐만 아니라 베이비부머 등 新노년의 눈높이에 맞는 세련되고 신세대적 감각의 디자인으로 춘하추동, 봄/여름/가을/겨울 4계절을 주제로 하는 내용과 그림으로 구성하였습니다.

치매로부터 자유로운 세상, 치매가 있어도 불편하지 않은 세상, 행복하고 존엄한 노년이 보장되는 세상이 되기를 희망합니다.

대한치매협회 회장 / 치매이야기 대표
조범훈 사회복지학 박사

인지건강 증진을 위한 **두뇌 훈련**

차 레

1	지남력 퀴즈	10
2	순서 맞히기	11
3	다른 그림 찾기	13
4	낱말 찾기	14
5	숫자 빨리 짚기	15
6	숨은 그림 찾기	16
7	끝말잇기	18
8	도형 추리	19
9	서로 다른 곳 찾기	20
10	낱말 찾기	22
11	시간 계산 놀이	23
12	같은 그림 찾기	24
13	끝말잇기	25
14	없는 수 찾기	26
15	다른 그림 찾기	27
	치매 없이 사는 비결 3가지	28

1	지남력 퀴즈	32
2	그림자 찾기	33
3	다른 그림 찾기	34
4	낱말 찾기	35
5	숨은 그림 찾기	36
6	숫자 빨리 짚기	38
7	관찰 퀴즈	39
8	낱말 퀴즈	41
9	서로 다른 곳 찾기	42
10	낱말 찾기	44
11	돈 계산 퀴즈	45
12	같은 그림 찾기	46
13	끝말잇기	47
14	다른 그림 찾기	48
15	순서 맞히기	49
	두뇌 휴식을 위한 명언 명상	51

차례

 **3주**

1. 지남력 퀴즈 — 54
2. 순서 맞히기 — 55
3. 다른 그림 찾기 — 57
4. 낱말 찾기 — 58
5. 숫자 빨리 짚기 — 59
6. 숨은 그림 찾기 — 60
7. 끝말잇기 — 62
8. 도형 추리 — 63
9. 서로 다른 곳 찾기 — 64
10. 낱말 찾기 — 66
11. 시간 계산 놀이 — 67
12. 같은 그림 찾기 — 68
13. 끝말잇기 — 69
14. 없는 수 찾기 — 70
15. 다른 그림 찾기 — 71

뇌파가 변하면 몸의 병도 낫는다 — 72

 **4주**

1. 지남력 퀴즈 — 76
2. 그림자 찾기 — 77
3. 다른 그림 찾기 — 78
4. 낱말 찾기 — 79
5. 숨은 그림 찾기 — 80
6. 숫자 빨리 짚기 — 82
7. 관찰 퀴즈 — 83
8. 낱말 퀴즈 — 85
9. 서로 다른 곳 찾기 — 86
10. 낱말 찾기 — 88
11. 거리 계산 퀴즈 — 89
12. 같은 그림 찾기 — 90
13. 끝말잇기 — 91
14. 다른 그림 찾기 — 92
15. 순서 맞히기 — 93

두뇌 휴식을 위한 명언 명상 — 95

색칠하기 — 97

★정답 — 100

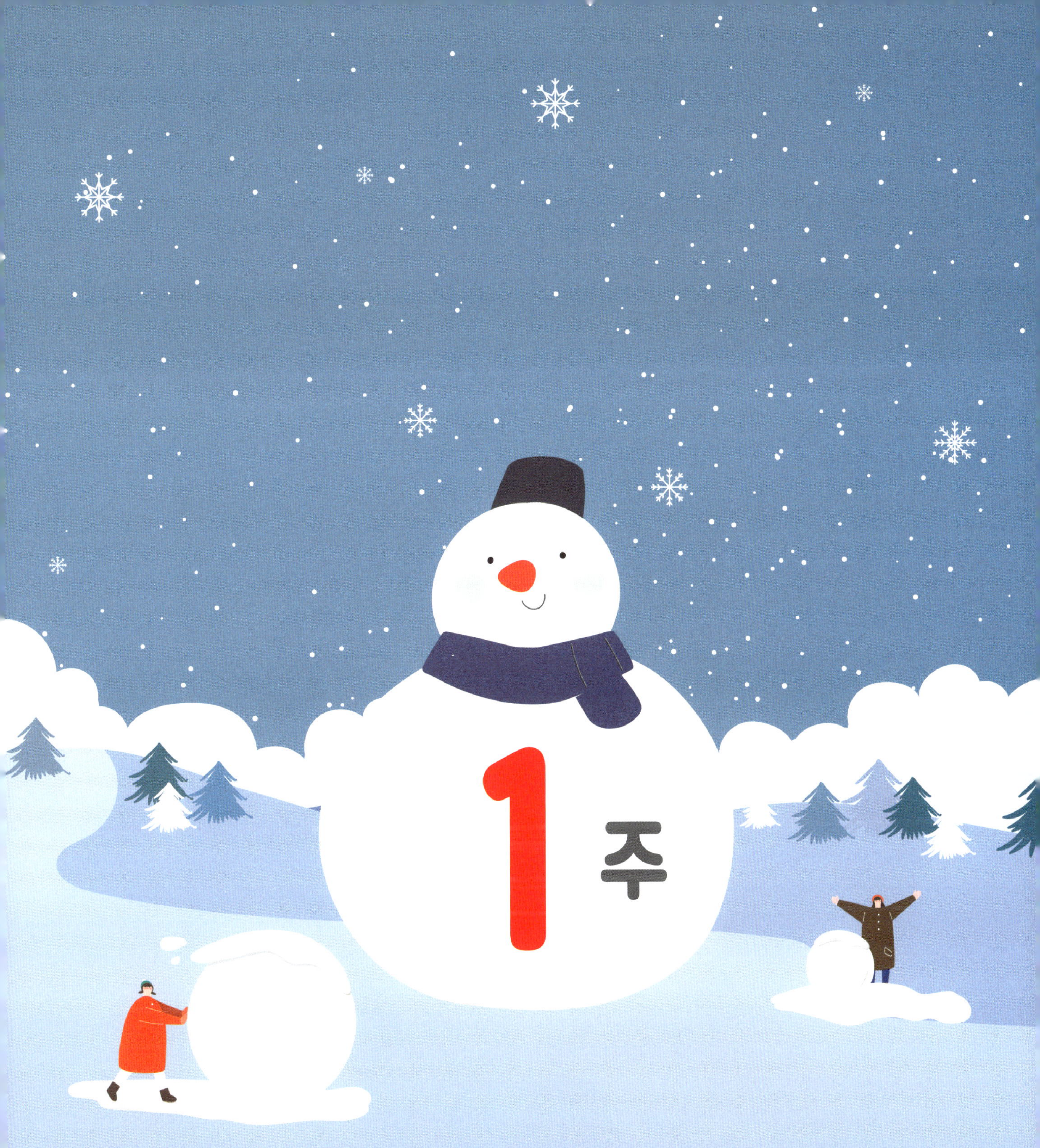

1주

교재와 함께 즐기는
<탑클래스 두뇌발전소> 유튜브 두뇌 건강 게임

지각력과 집중력을 높이는
다른 그림 찾기

시공간 능력과 관찰력을 향상시키는
숨은 그림 찾기

1 연도를 알아보아요

월　일　요일

시간인지력

 새해가 밝았어요. 올 한해도 꾸준한 두뇌 훈련으로 건강하고, 행복한 삶을 사시기 바랍니다.

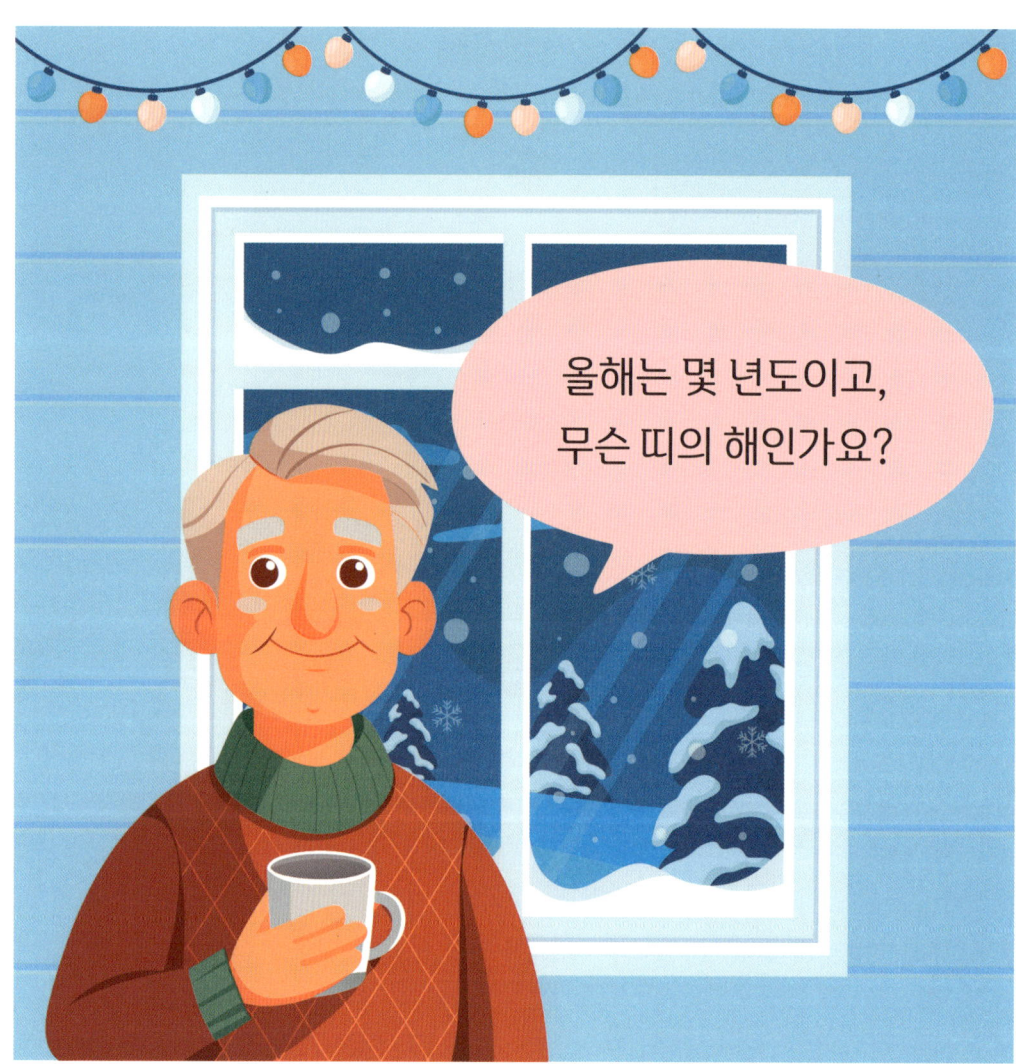

_____ 년도

_____ 띠의 해

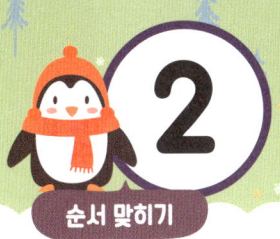

2 순서대로 기억해 봐요

기억력

 아래 그림을 순서대로 잘 기억해 주세요. 뒷장에 퀴즈가 있습니다.

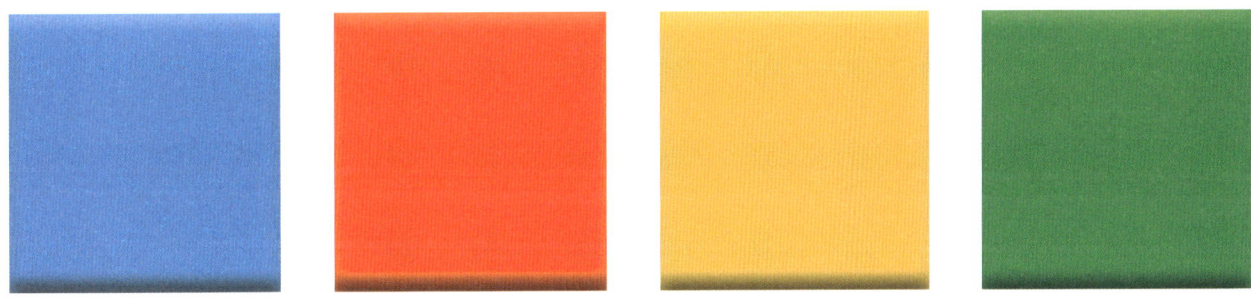

 10초가 지났어요. 천천히 페이지를 넘겨 보세요.

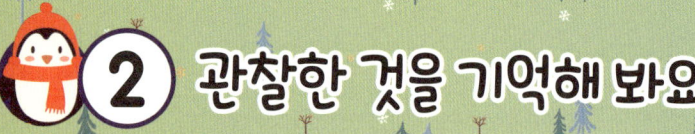 2 관찰한 것을 기억해 봐요

 앞서 관찰한 그림을 순서대로 잘 배열한 것은 어느 것일까요?

① 🟦 🟧 🟨 🟩

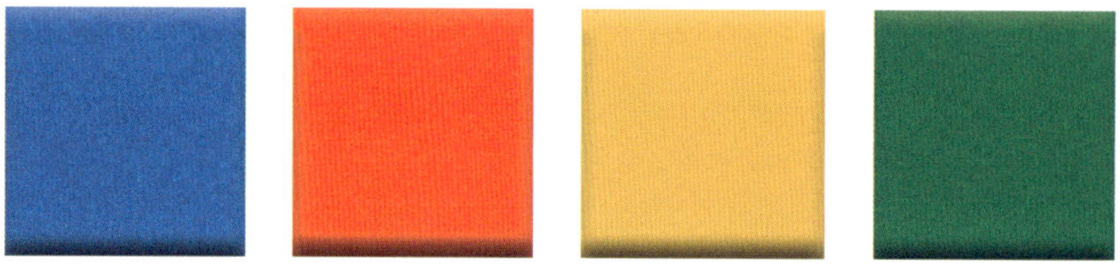

② 🟦 🟨 🟧 🟩

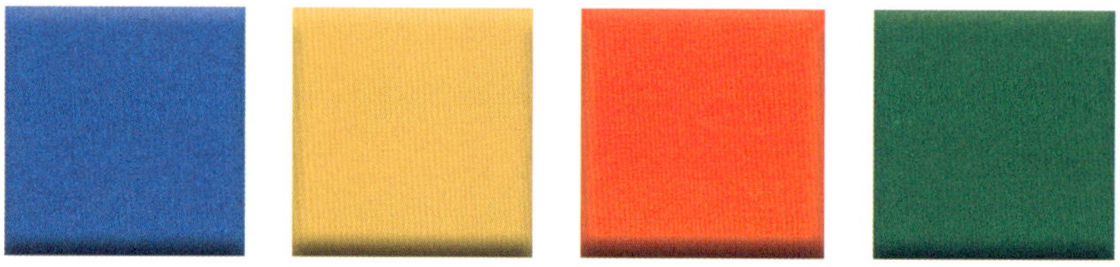

③ 🟩 🟧 🟨 🟦

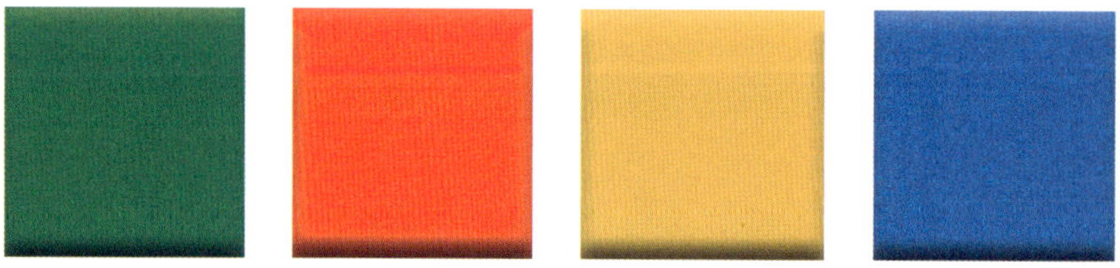

④ 🟩 🟨 🟧 🟦

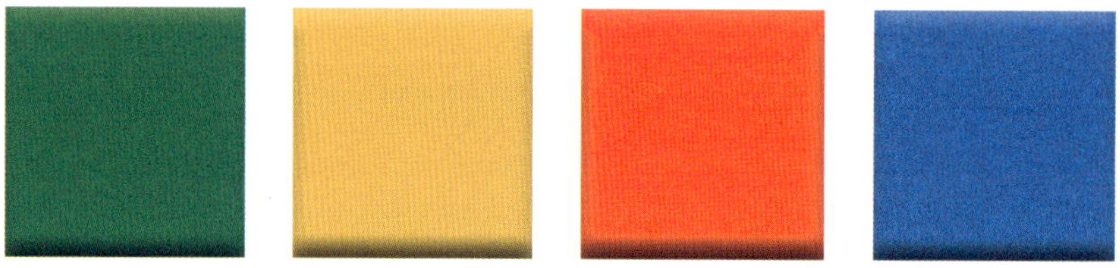

12

3 다른 그림을 찾아봐요

다른 그림 찾기

집중력

🔔 운동장에 농구공이 많이 있어요. 다른 농구공 한 개를 찾아보세요.

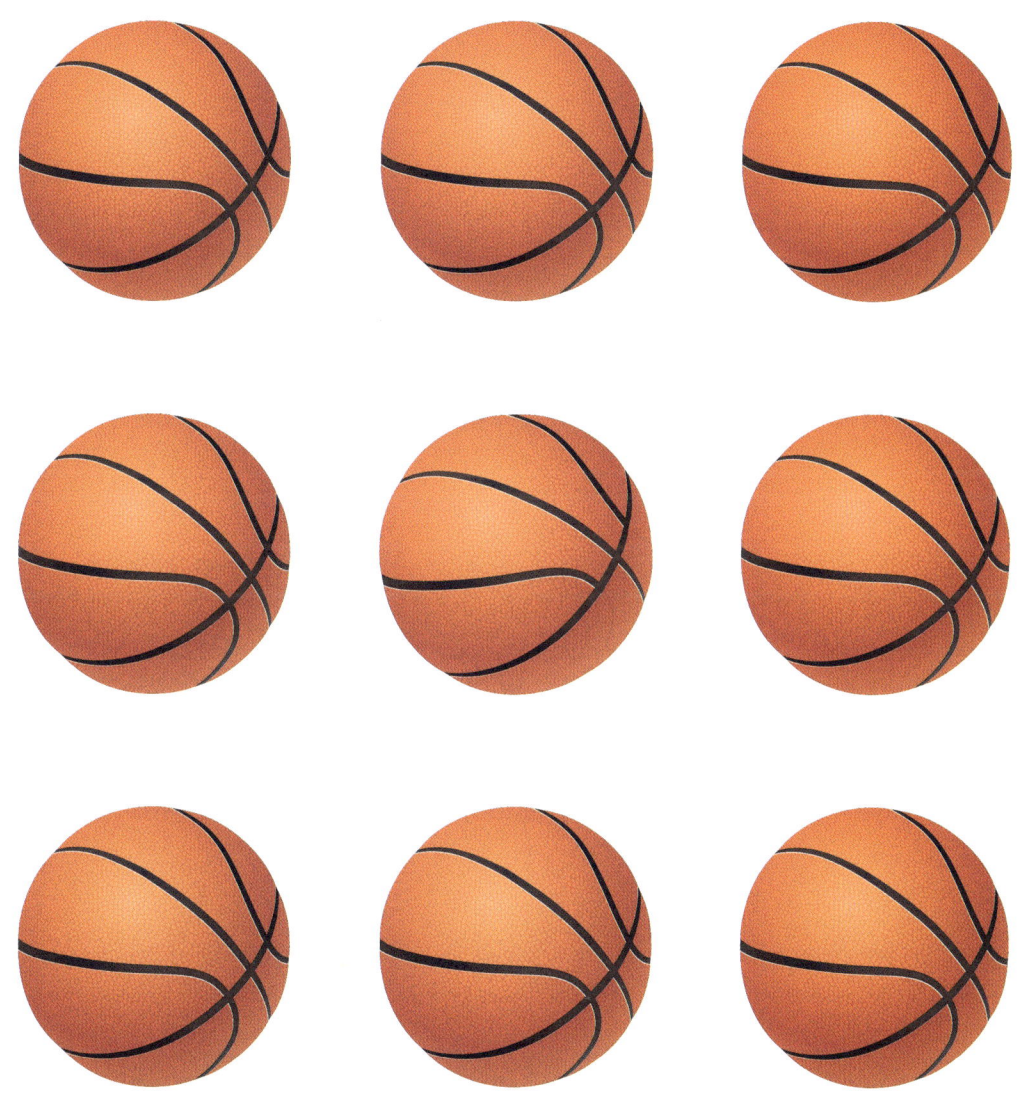

☕ 좋아하는 스포츠가 있나요? 있다면 좋아하는 이유도 함께 말해 봐요.

4 숨은 낱말을 찾아봐요

날말 찾기

언어력

🔔 눈이 내린 호수 위에 낱말 한 개가 숨어 있어요.
겨울과 관련된 낱말 한 개를 찾아 써 보세요.

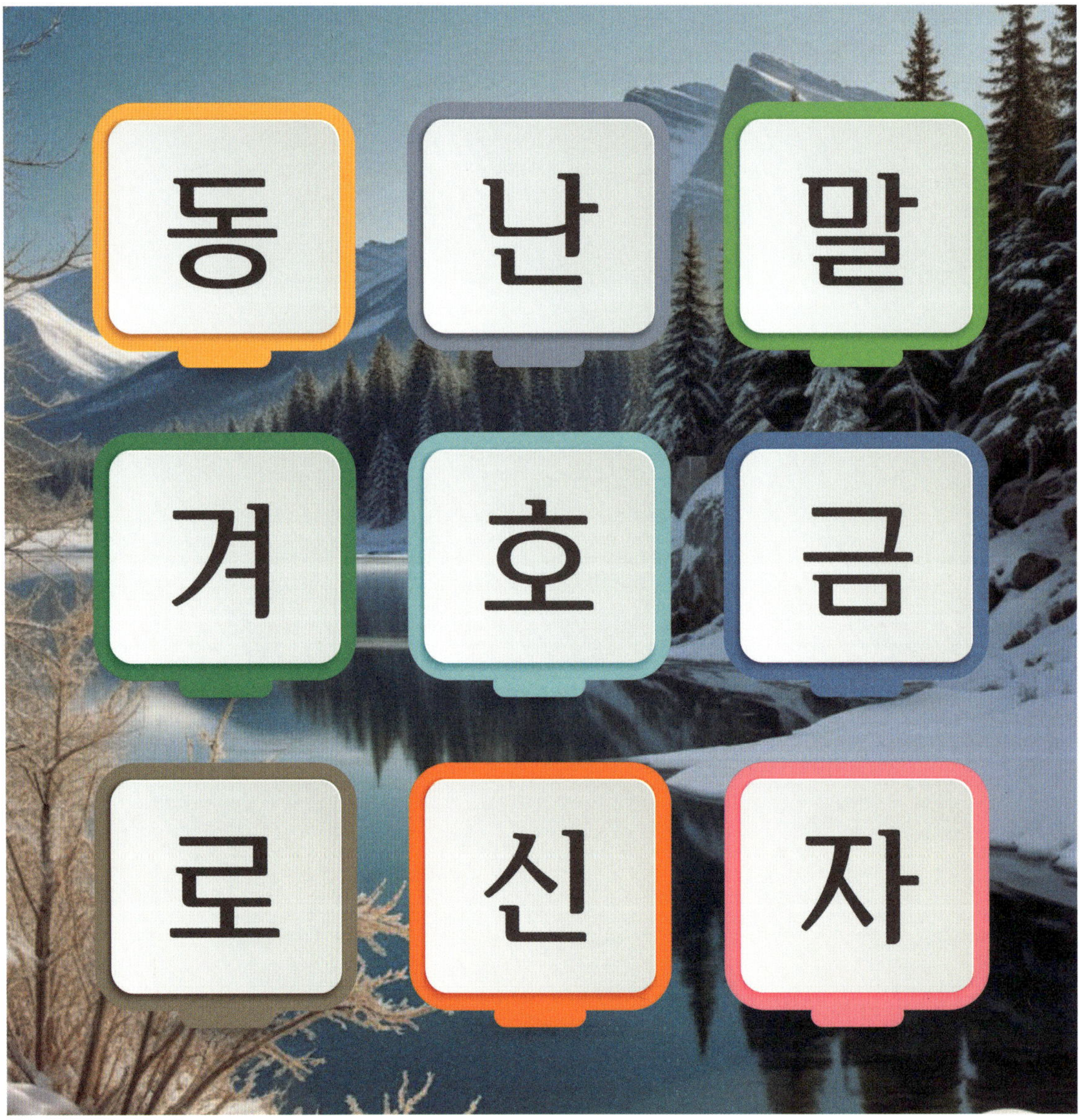

동	난	말
겨	호	금
로	신	자

겨울과 관련된 낱말: _____

5 수를 순서대로 짚어 봐요

순발력

🔔 1~9의 수가 있습니다. 작은 수부터 순서대로 빠른 시간 내에 짚어 보세요.

  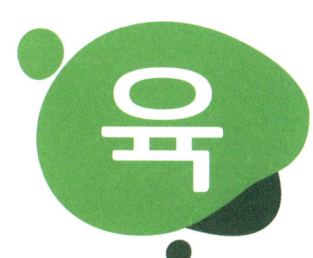

  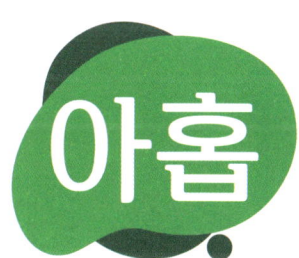

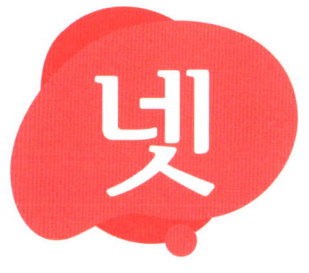  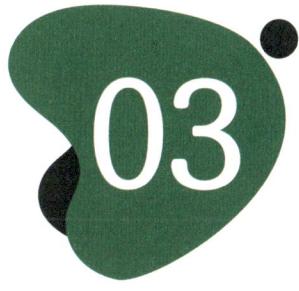

6 숨은 그림을 찾아봐요

숨은 그림 찾기

🔔 다양한 모습의 사람들이 많이 있어요. 아래 그림과 같은 사람을 오른쪽 페이지에서 찾아 ○해 보세요.

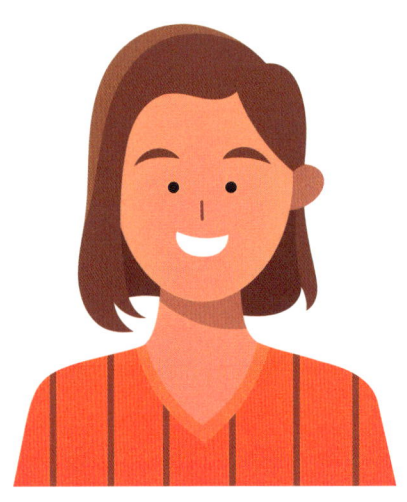

🔔🔔 아래와 같은 사람을 오른쪽 페이지에서 찾아 색이 없는 부분을 똑같이 칠해 봐요.

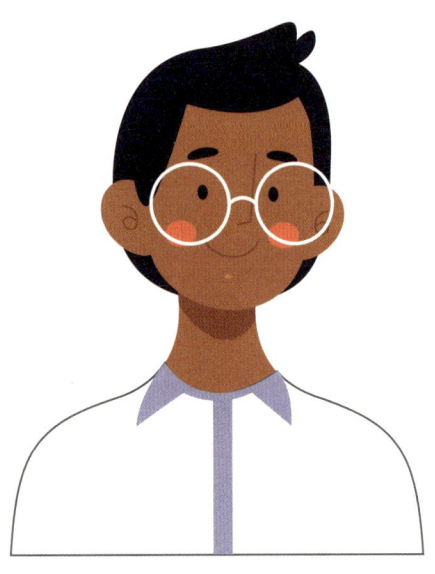 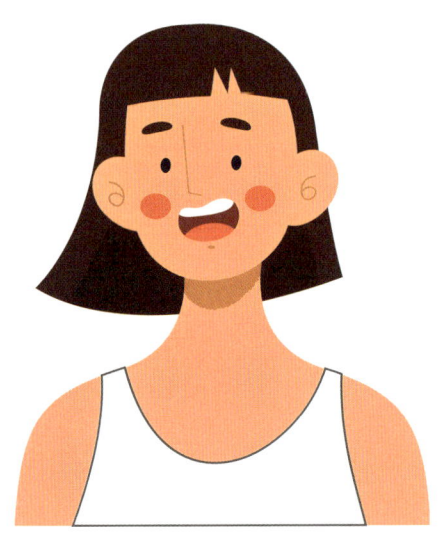

월   일   요일

관찰력

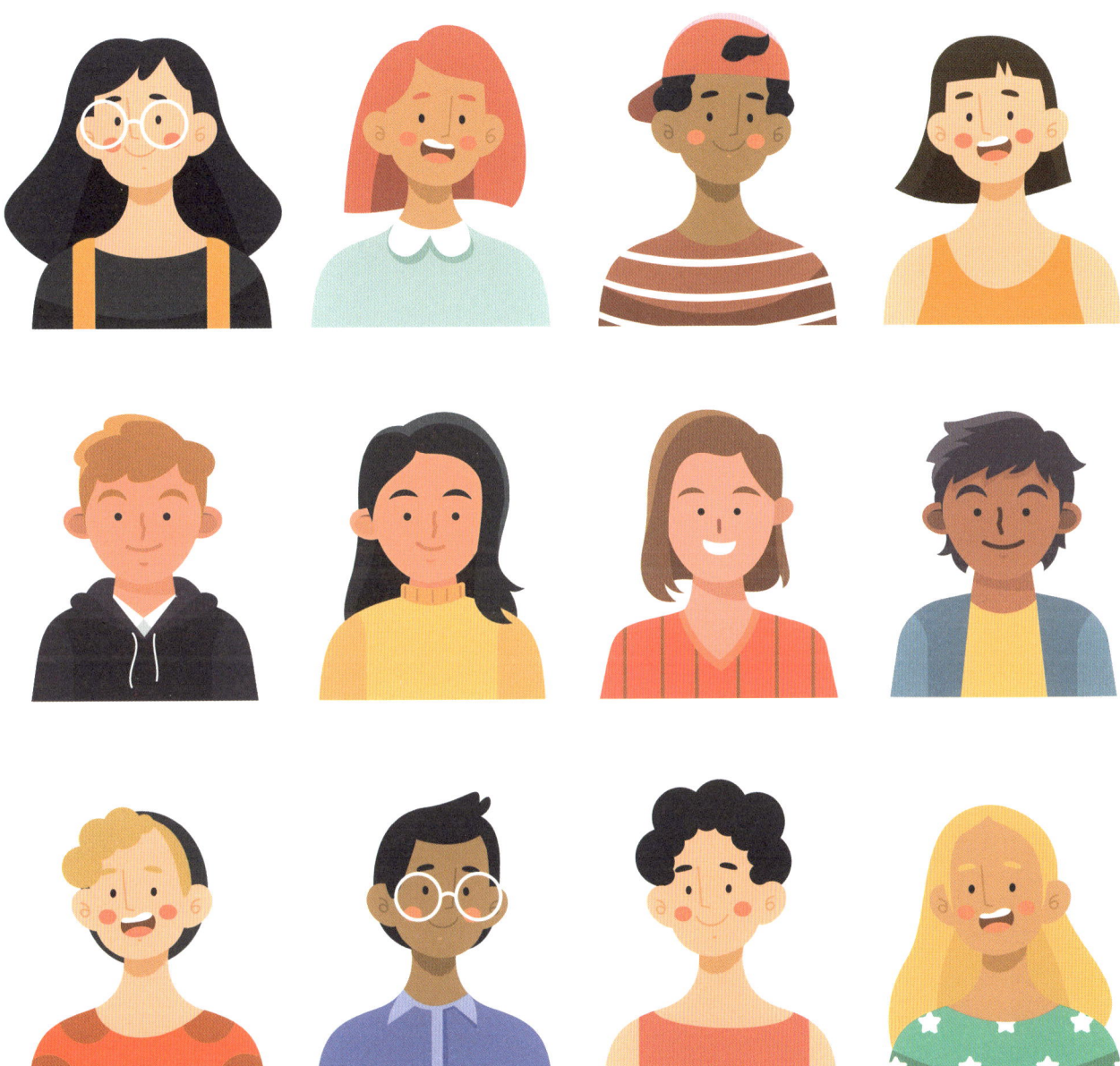

7. 낱말의 끝말을 이어 봐요

🔔 제시어를 보고 화살표를 따라 끝말잇기를 해 보세요.
순서대로 빈칸을 채워 보세요.

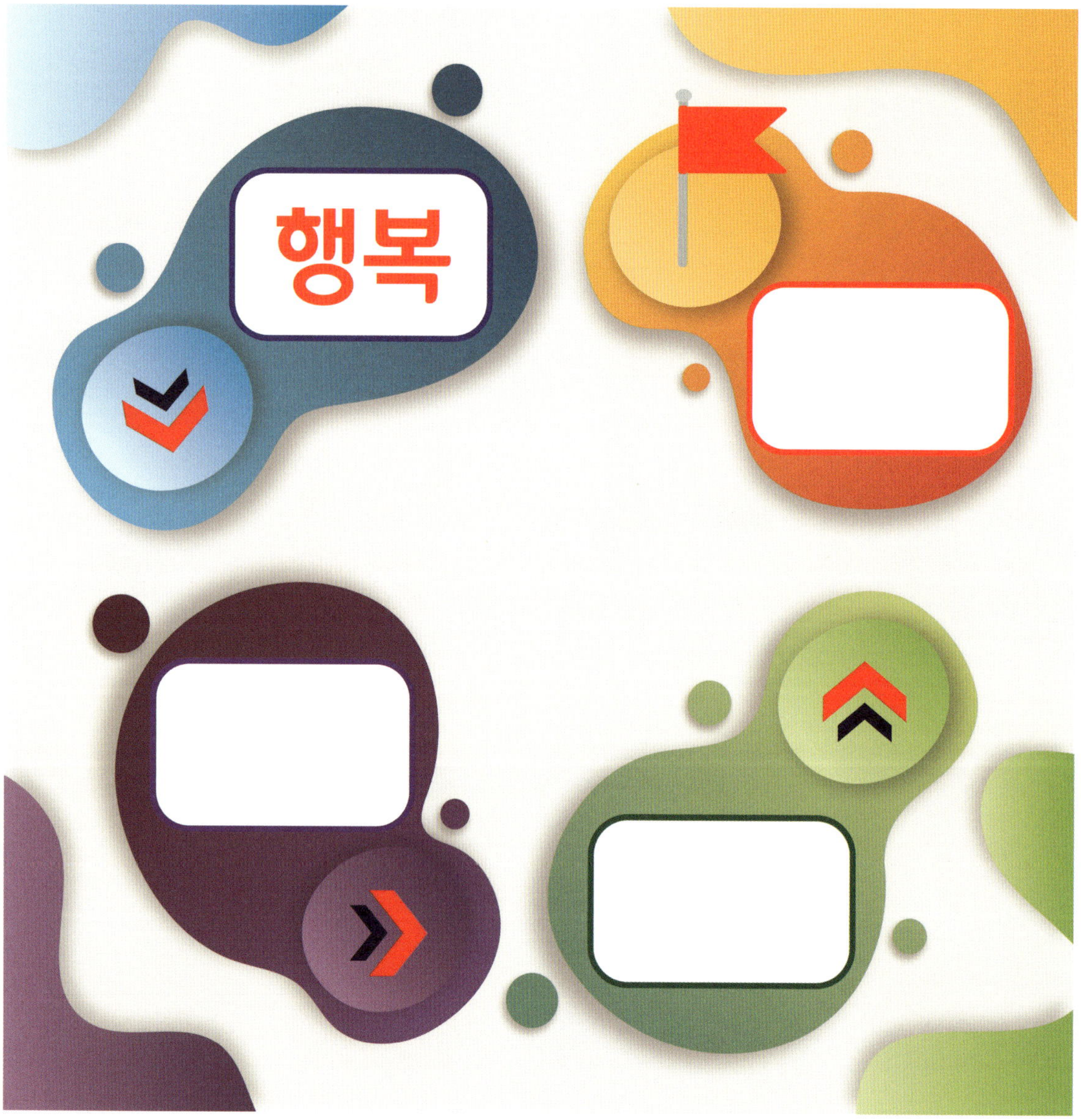

행복

8 도형을 맞혀 봐요

🔔 **보기에 6개 도형이 있습니다. 아래 회색 도형은 보기에 있는 어떤 도형이 합쳐진 걸까요?**

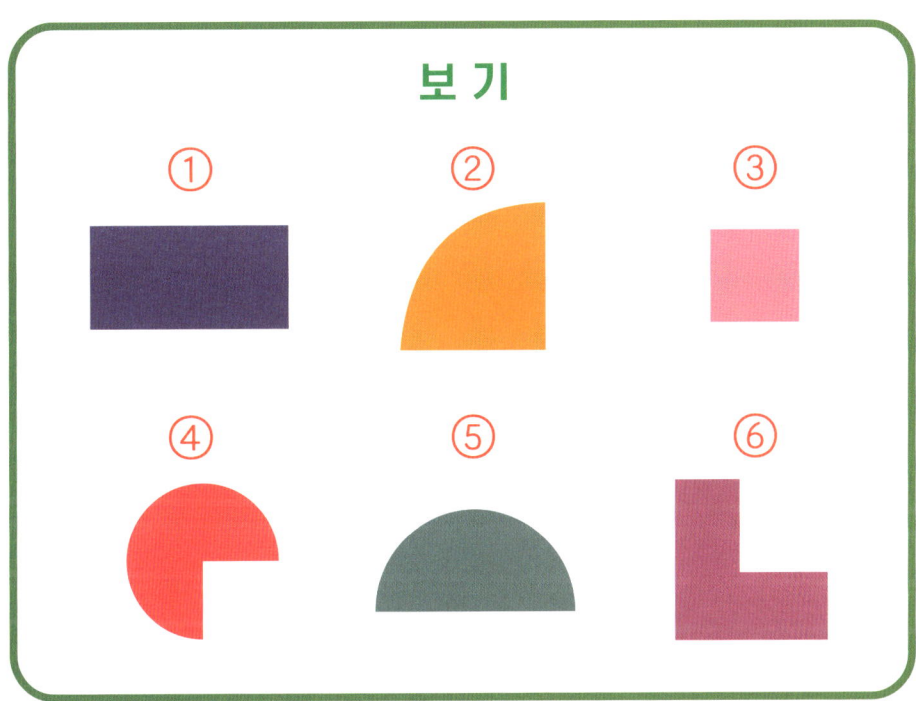

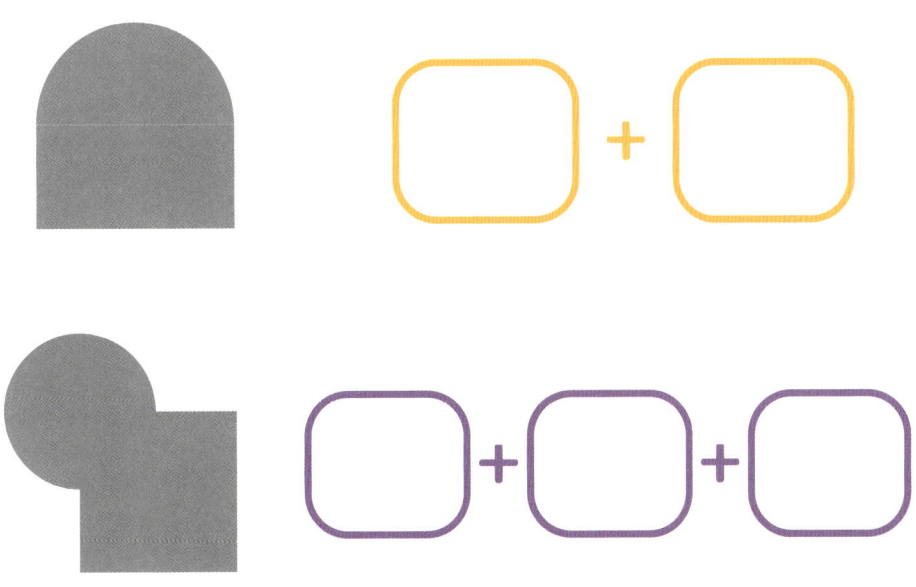

9 서로 다른 곳을 찾아봐요

🔔 알록달록 멋진 새가 날고 있어요. 서로 다른 두 곳을 찾아 ○해 보세요.

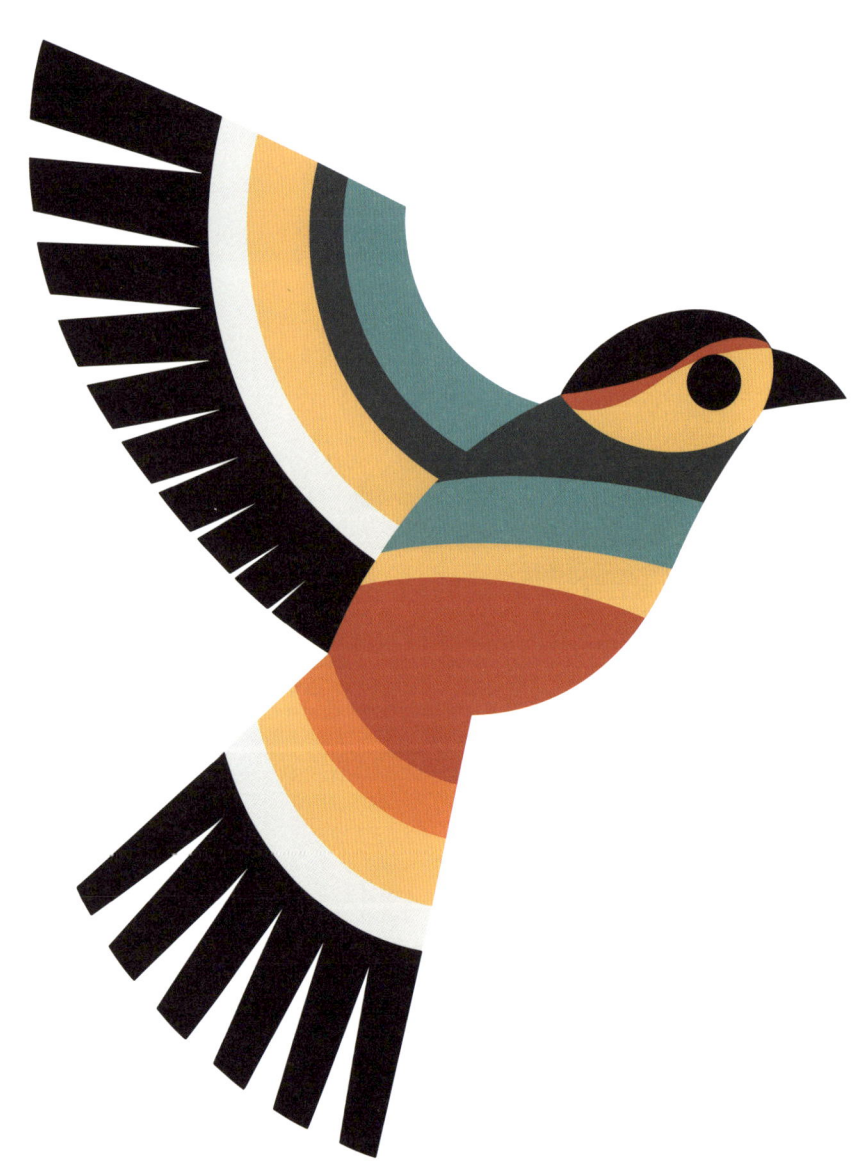

 **알고 있는 새 이름 두 가지를 말해 봐요.**

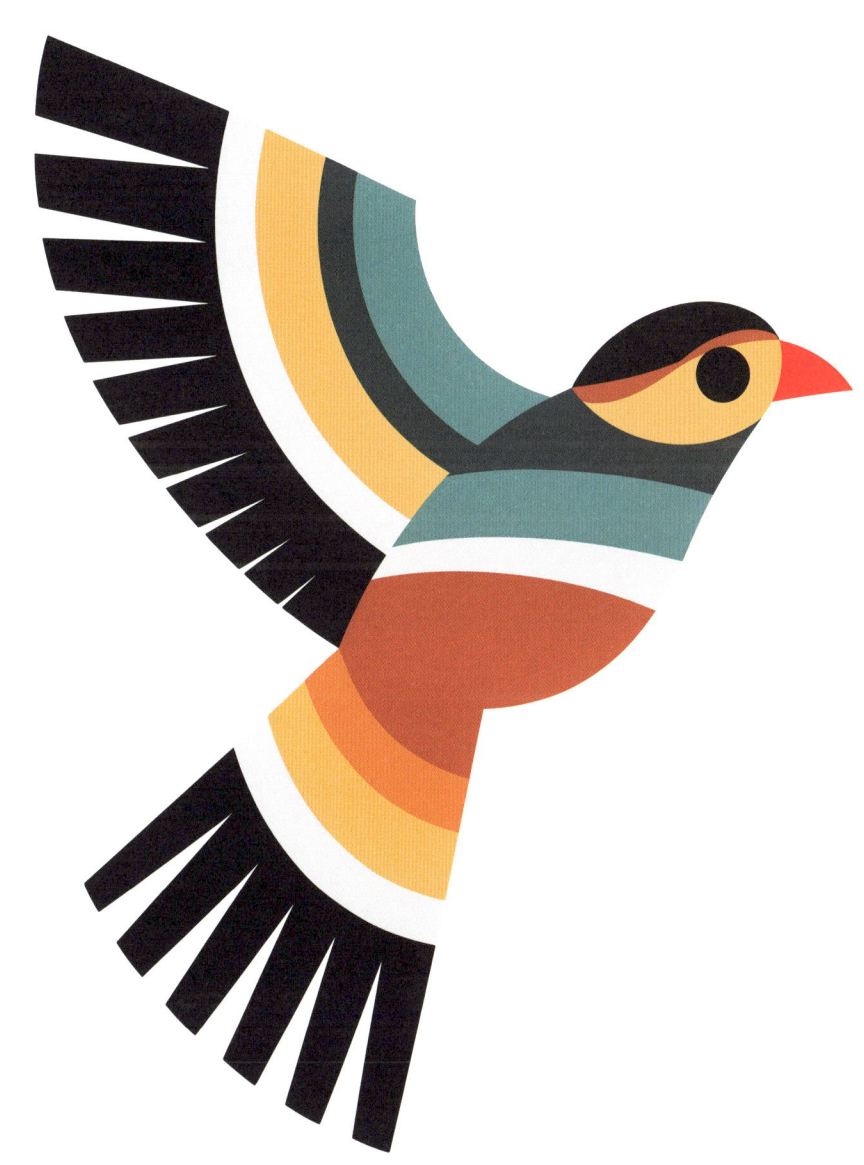

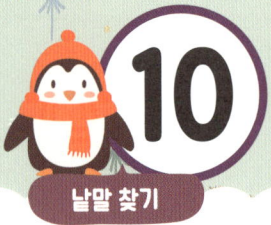

10 숨은 낱말을 찾아봐요

낱말 찾기

언어력

 예쁜 그림 속에 낱말 한 개가 숨어 있어요. 채소 이름 낱말 한 개를 찾아 써 보세요.

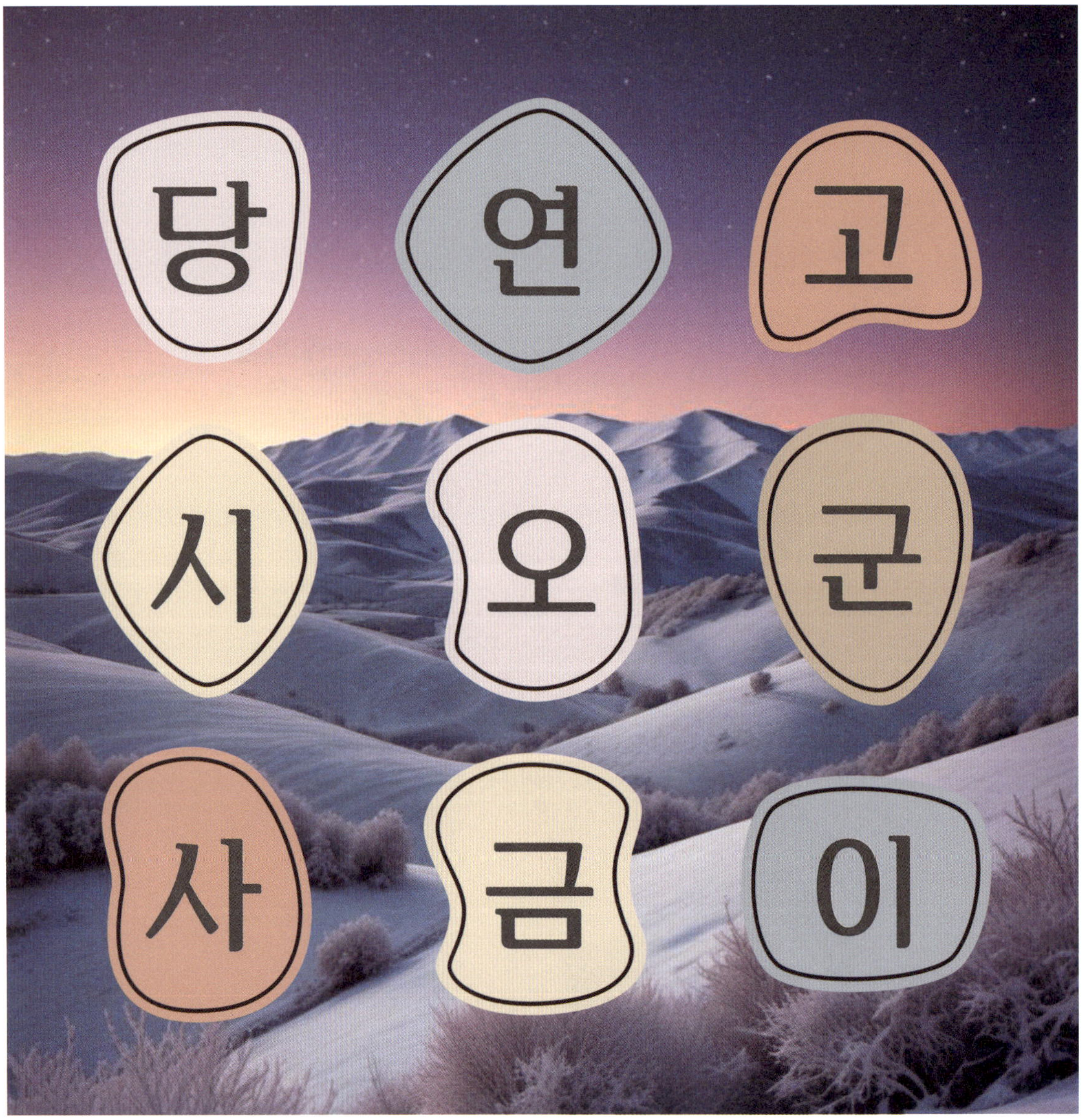

당 연 고
시 오 군
사 금 이

채소 이름: _____

11 시간을 알아봐요

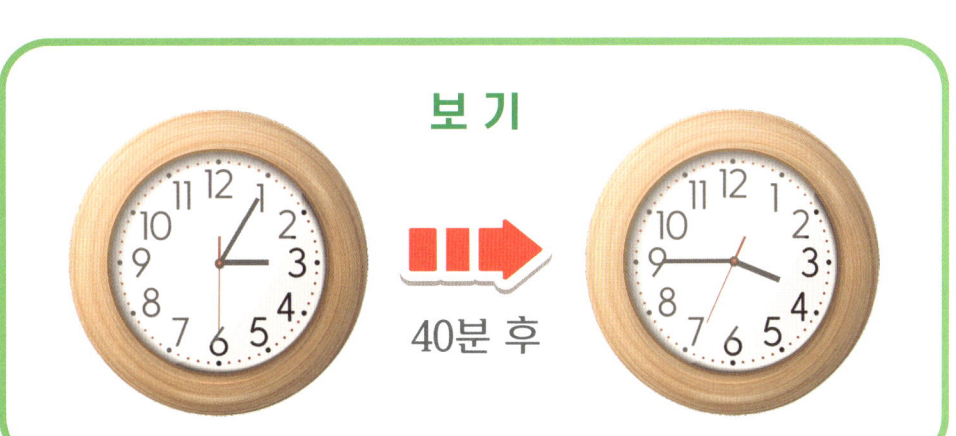

🔔 보기와 같이 40분 후를 가리킨 시계는 몇 번인가요?

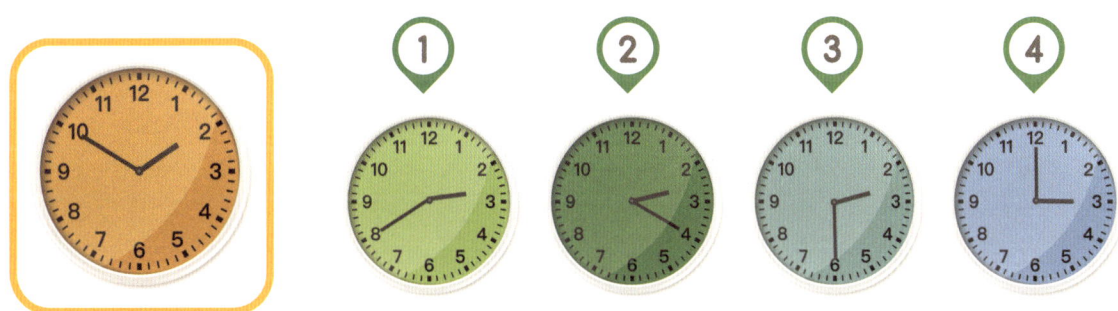

🔔🔔 시간을 계산하여 정답을 그려 보세요.

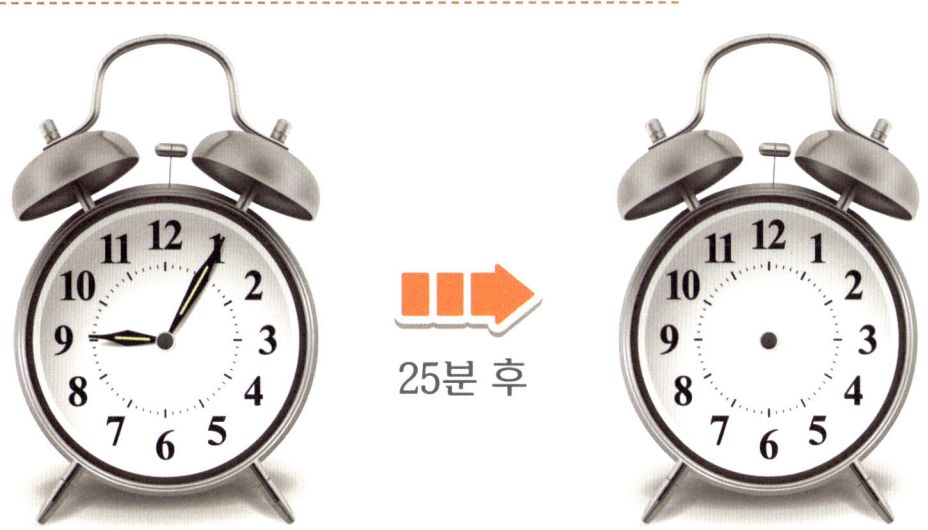

월 일 요일

12 같은 그림을 찾아봐요

같은 그림 찾기

집중력

각종 과일들이 많이 있어요. 같은 과일 두 개를 찾아 ○해 보세요.

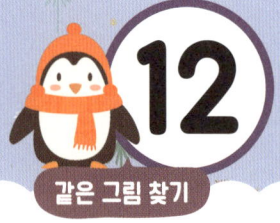

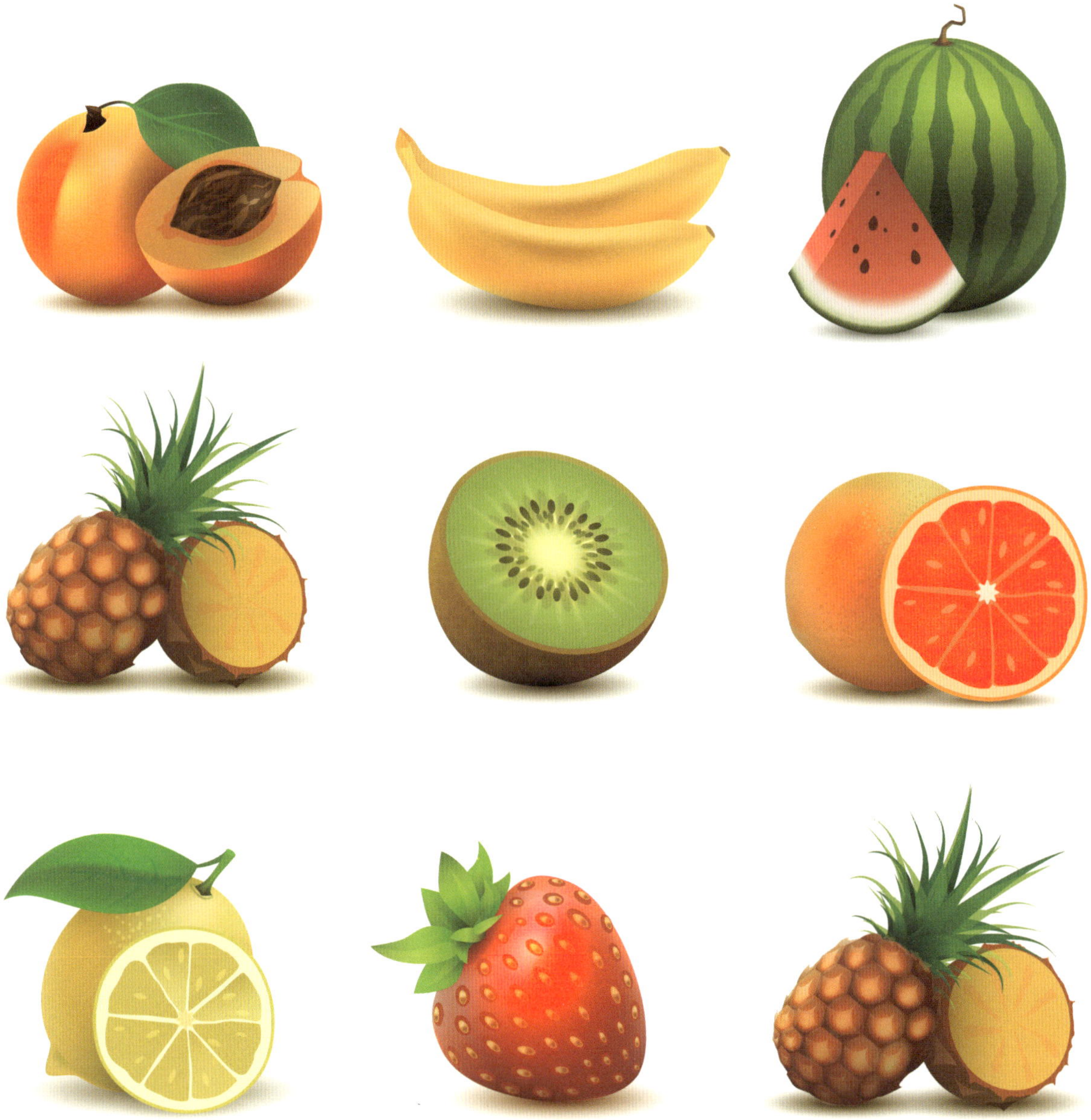

13 낱말의 끝말을 이어 봐요

끝말잇기

언어력

제시어를 보고 끝말잇기를 이어 가 보세요. 빈칸을 채워 보세요.

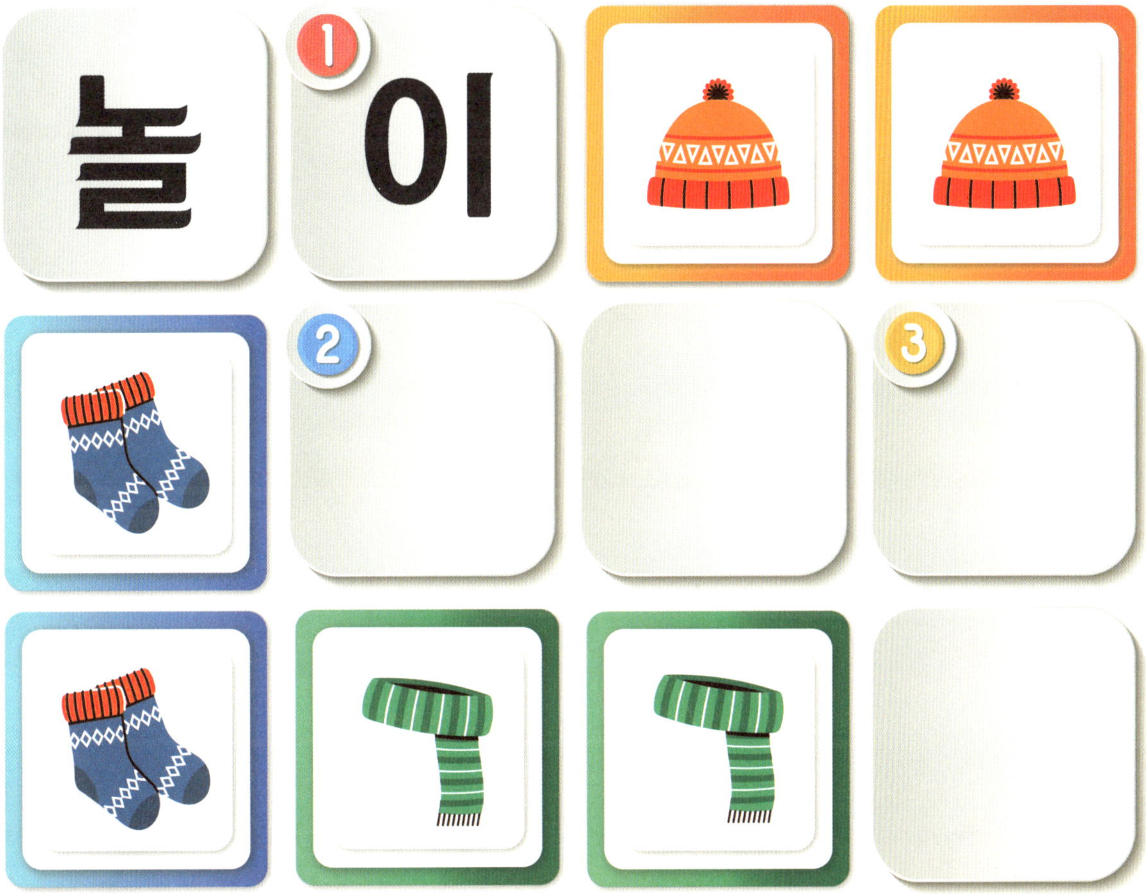

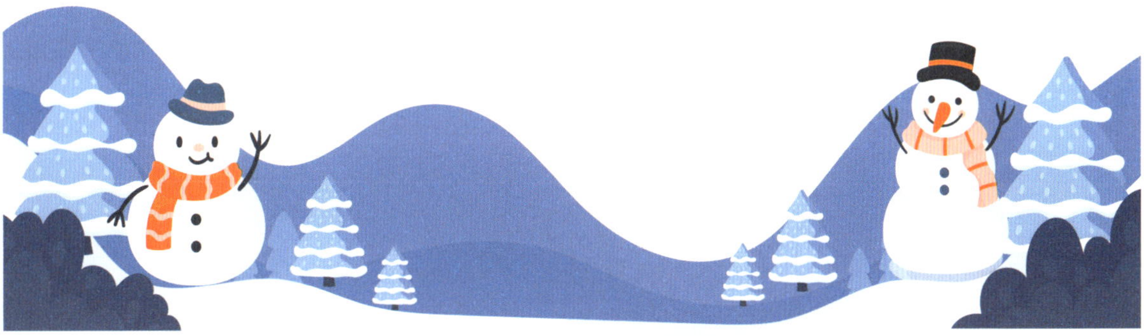

14 없는 수를 찾아봐요

없는 수 찾기

수리력

 31~43의 수가 있어요. 없는 수 한 개를 찾아보세요.

31 32 33 34

35 36 37 38

40 41 42 43

 숫자 3이 들어가지 않은 수는 모두 몇 개인가요?

월 일 요일

15 다른 그림 찾기

다른 그림을 찾아봐요

집중력

예쁜 모자와 목도리를 한 눈사람이 많이 있어요. 다른 눈사람 한 개를 찾아보세요.

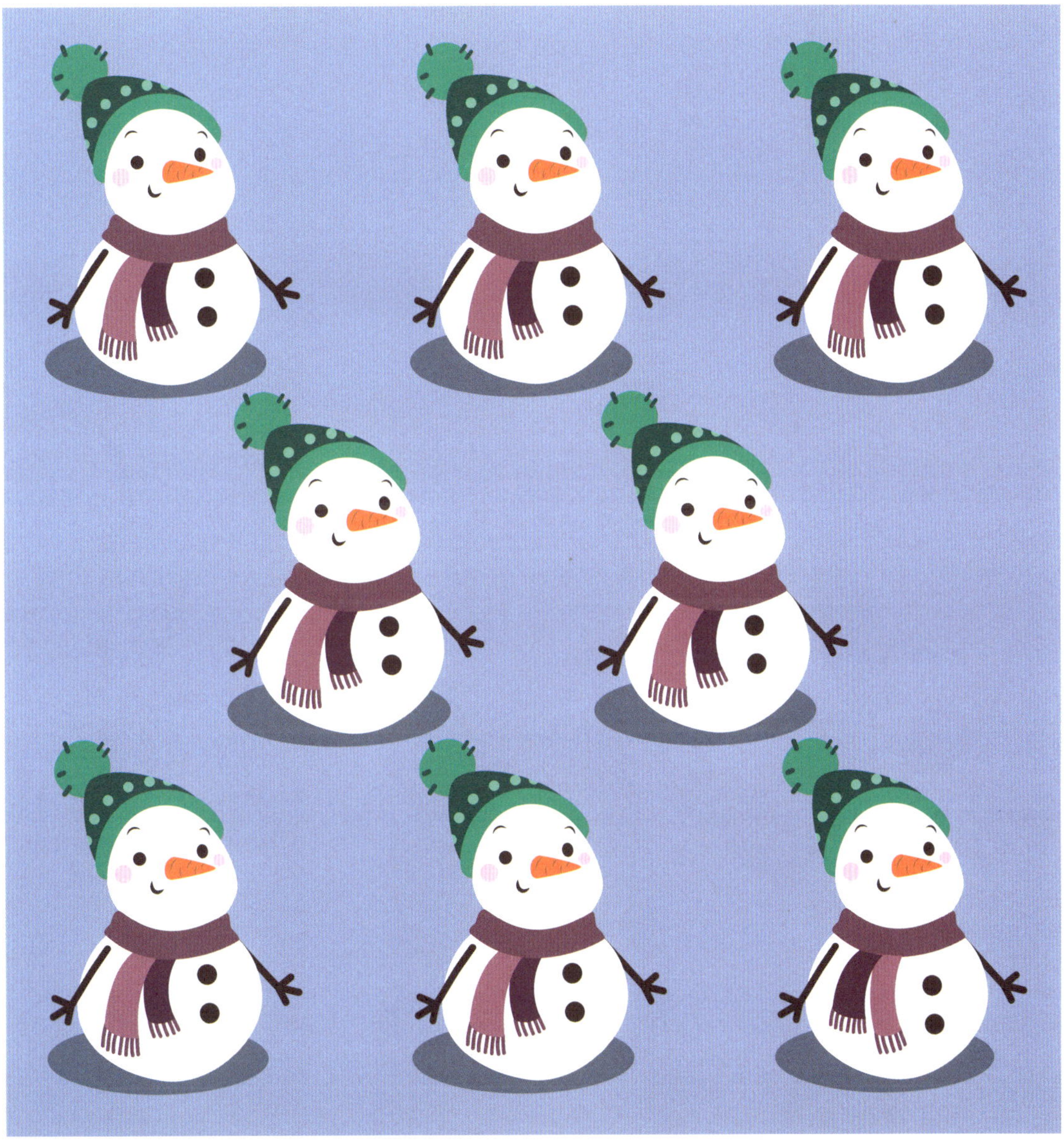

어렸을 때 눈사람을 만들었던 추억이 있나요? 기억나는 대로 말해 봐요.

알수록 재미있는 건강 지혜

치매 없이 사는 비결 3가지

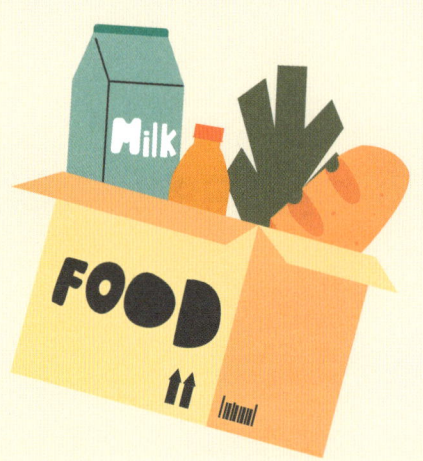

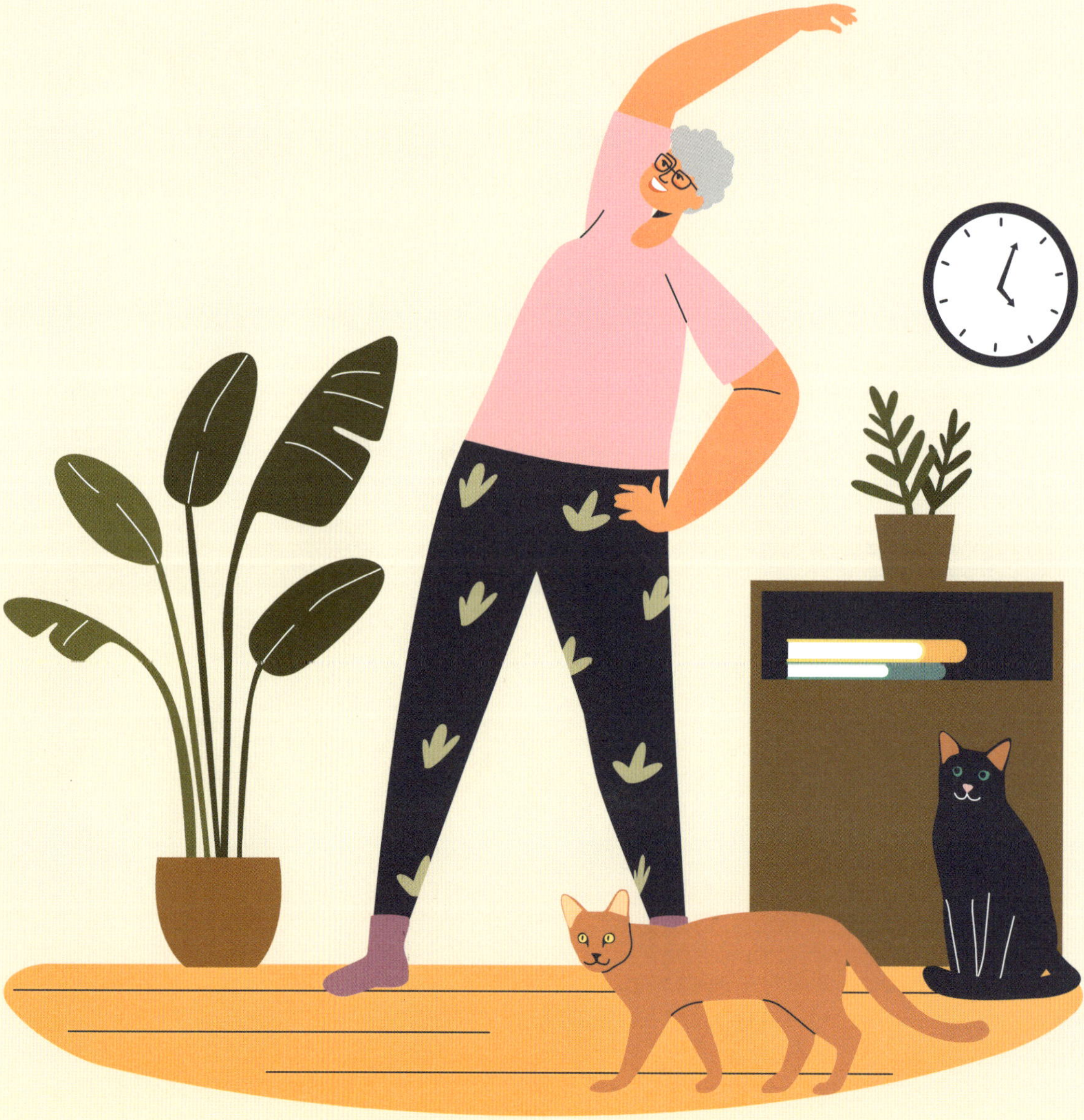

비결 1 식단

네덜란드 한 연구팀은 가공식품 위주로 식사하는 노인 군보다 채소, 과일, 유제품, 생선, 견과류, 전곡 등의 식단을 꾸준히 실천한 노인 군의 뇌의 부피가 평균적으로 컸다는 사실을 확인했습니다. 뇌에 좋은 음식들을 '브레인 푸드'라 일컫는데, 이 '브레인 푸드'의 특성을 종합해 보면 세세한 영양소도 중요하지만 주로 제철에 맞게 수확되는 신선한 채소들로, 가공식품이나 인스턴트식품과 달리 식품 첨가물이 없어 두뇌의 자연 치유력과 항상성을 유지하는 데 도움 되는 자연 그대로의 식재료입니다.

따라서 식사를 할 때는 기름지고, 당도가 높은 음식들, 패스트푸드 음식보다는 제철에 나는 자연 그대로의 식재료를 과식하지 않고 먹는 것이 좋습니다. 지중해식 식단이나 일본식 장수 식단 등 외국에서 건강한 식단으로 알려진 식단을 지키기 위해 입맛에 맞지 않거나 구하기 힘든 재료를 억지로 찾아 먹을 필요는 없습니다. 예를 들어 올리브유와 외국산 채소를 우리가 흔히 접해 오던 들기름이나 국산 제철 채소로 대체할 수 있습니다. 누구에게나 일괄적으로 적용 가능한 식단은 없기 때문에, 건강한 식재료로 식탁을 조금씩 바꿔 나가는 습관이 치매를 예방하는 비결이 됩니다.

비결 2 움직임

운동은 늦었다고 생각할 때 시작해도 늦지 않습니다. 규칙적인 운동을 하다가 그만둔 사람보다 늦게라도 운동을 시작해 규칙적으로 하고 있는 사람이 치매나 각종 질환의 위험에서 보다 자유롭다는 통계가 있습니다. 강도 높은 운동이 아니더라도 산책, 자전거 타기, 놀이터에서 아이들과 함께 놀기 등 일상의 활동에서도 뇌를 개선하고 신경 발생을 자극하는 효과를 기대할 수 있습니다.

· **걷기**

걷는 것은 뇌에 특히 좋습니다. 한 연구에서 일 년 동안 일주일에 3회를 40분씩 걸은 성인의 해마 크기가 전보다 더 커지고 기억력이 향상되는 결과가 나왔습니다. 걷기를 하면 행복 호르몬이라 불리는 세로토닌 농도가 증가하고 활성화됩니다. 세로토닌이 활성화되면 인지 저하나 치매 악화를 막을 수 있고, 우울증도 호전됩니다.

· **요가**

요가는 새로운 정보에 대한 집중과 흡수, 기억 등의 뇌 기능을 촉진해 줍니다. 요가에는 팔다리의 한쪽을 몸의 중심선에 교차시키는 움직임이 포함되는데, 이는 뇌의 모든 부분에 혈액 공급을 늘리고 시냅스를 증가시키며, 노인 환자들의 해마를 성장시킨다는 연구 결과도 있습니다.

비결 3 취미

건강한 취미는 노년기의 삶을 풍부하게 만들어 줄 뿐 아니라 치매를 예방하는 데에 긍정적인 영향을 줍니다. 스웨덴의 연구팀은 38세~54세 여성 800명을 대상으로 연구를 진행한 결과 취미 활동을 꾸준히 한 중년 여성은 치매 발병률이 30% 이상 떨어졌습니다. 노년기에 뇌 건강을 위해 권장되는 취미 활동으로, 두뇌를 자극하며 많은 이들과 자연스럽게 교류하는 춤추기, 노래하기 등이 있습니다. 또한 그림 그리기, 시 쓰기, 독서 등 자신이 해 보지 않았던 새로운 경험을 쌓으며, 그 과정에서 뇌의 신경 세포를 활성화하는 취미 활동은 치매를 예방하고, 뇌 건강을 유지하는 비결이라 할 수 있습니다.

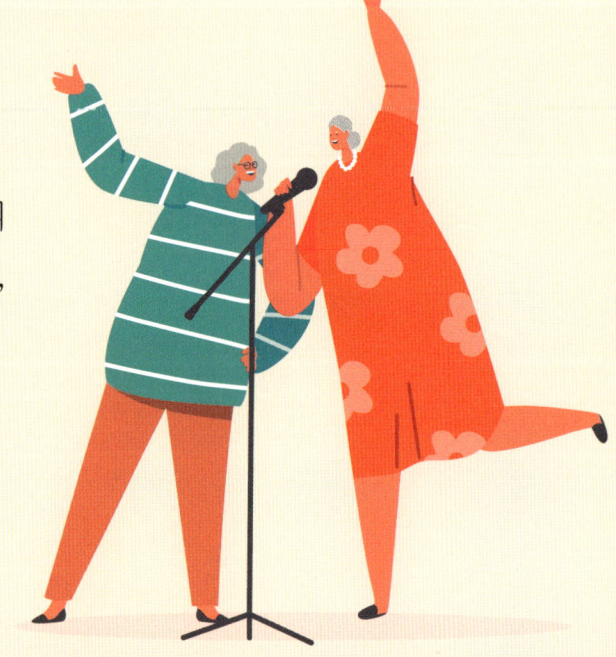

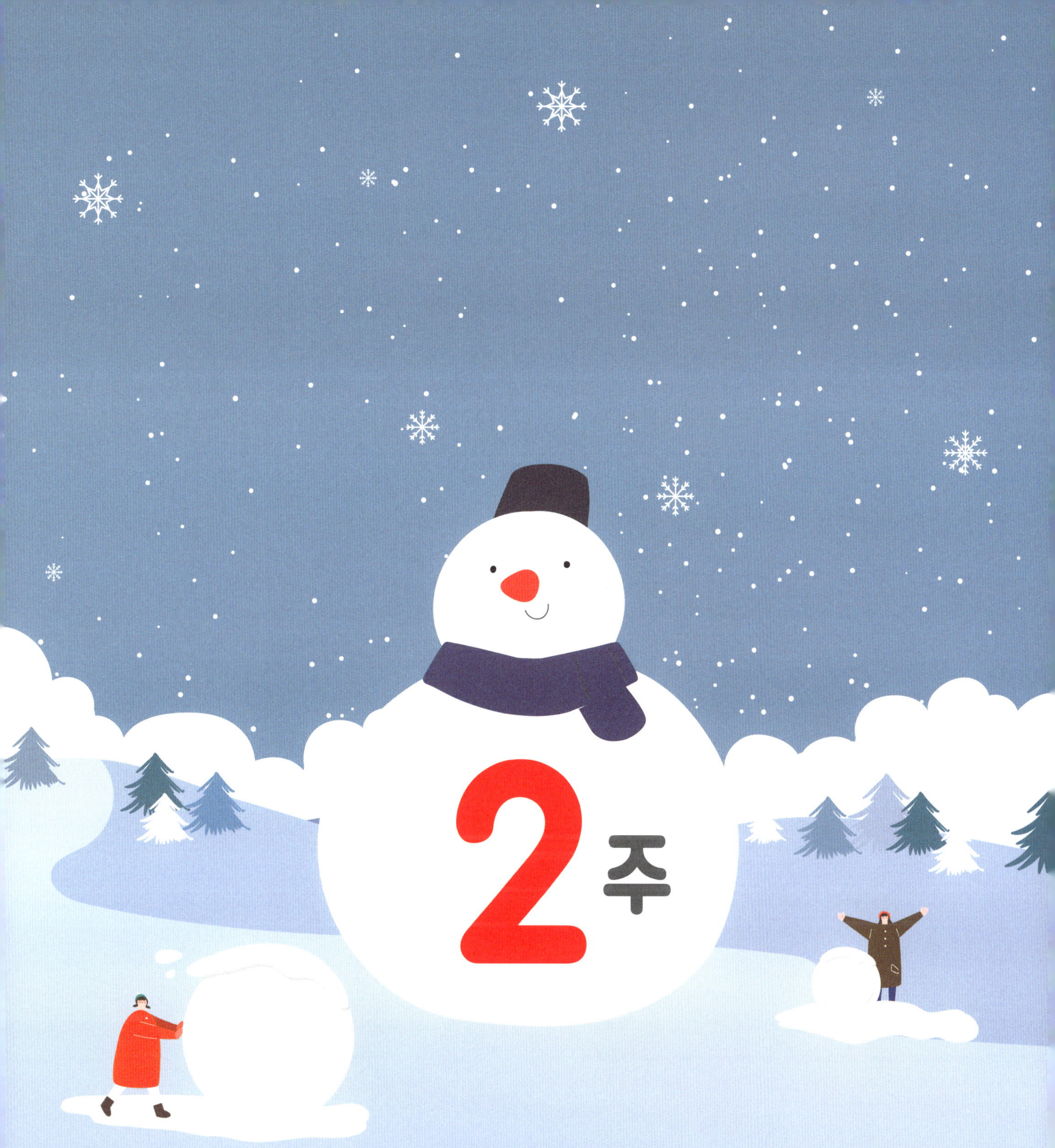

2주

교재와 함께 즐기는
〈탑클래스 두뇌발전소〉 유튜브 두뇌 건강 게임

관찰력과 주의력을 향상시키는
서로 다른 곳 찾기

판단력과 집중력을 높이는
같은 그림 찾기

1 사는 곳을 말해 보요

지남력 퀴즈

월   일   요일

장소인지력

 저는 어제 이사한 동생 집에 집들이를 다녀왔어요. 오랜만에 만난 동생과 즐거운 시간을 보냈답니다.

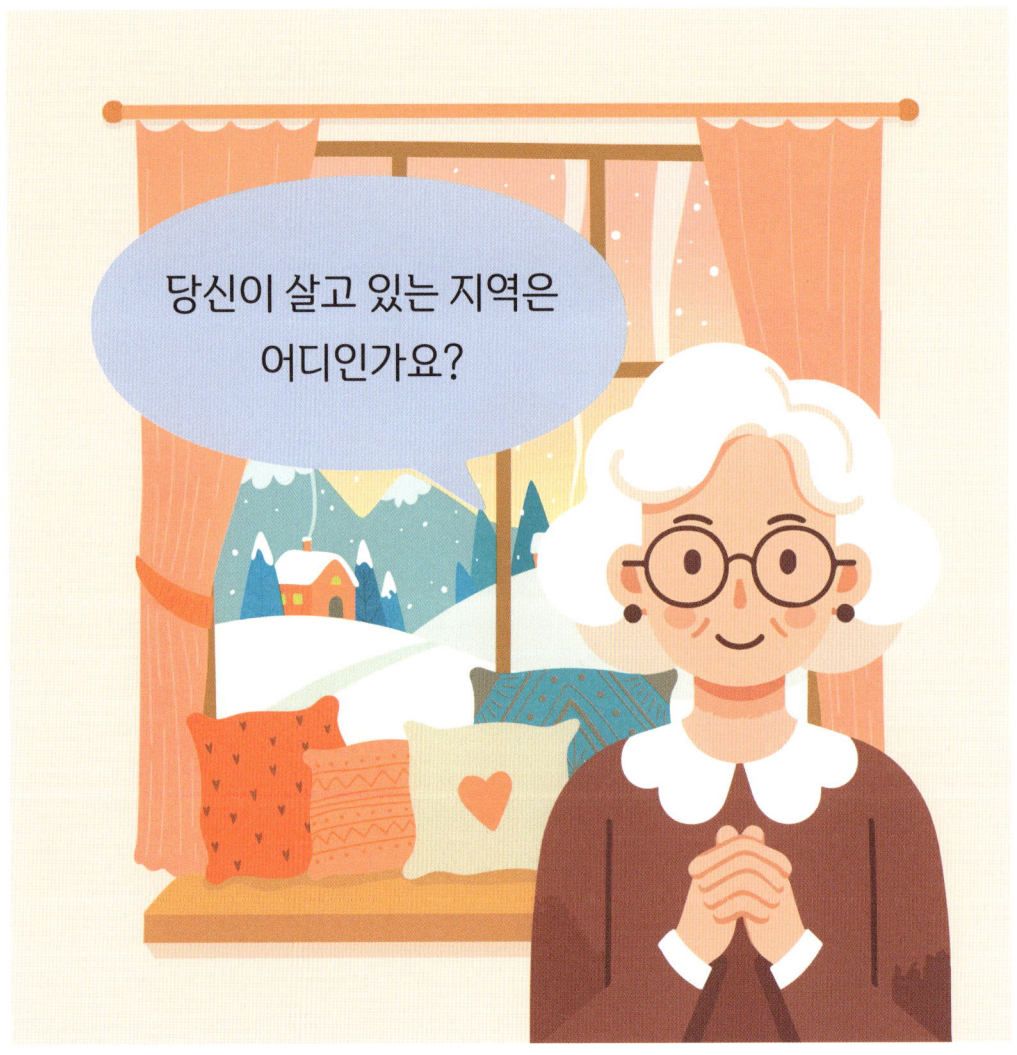

내가 사는 곳: _____

(예: ○○읍 / ○○면 / ○○동)

2 그림자를 찾아봐요

그림자 찾기

추리력

 보기 속 상의에 해당하는 그림자를 찾아보세요. 몇 번인가요?

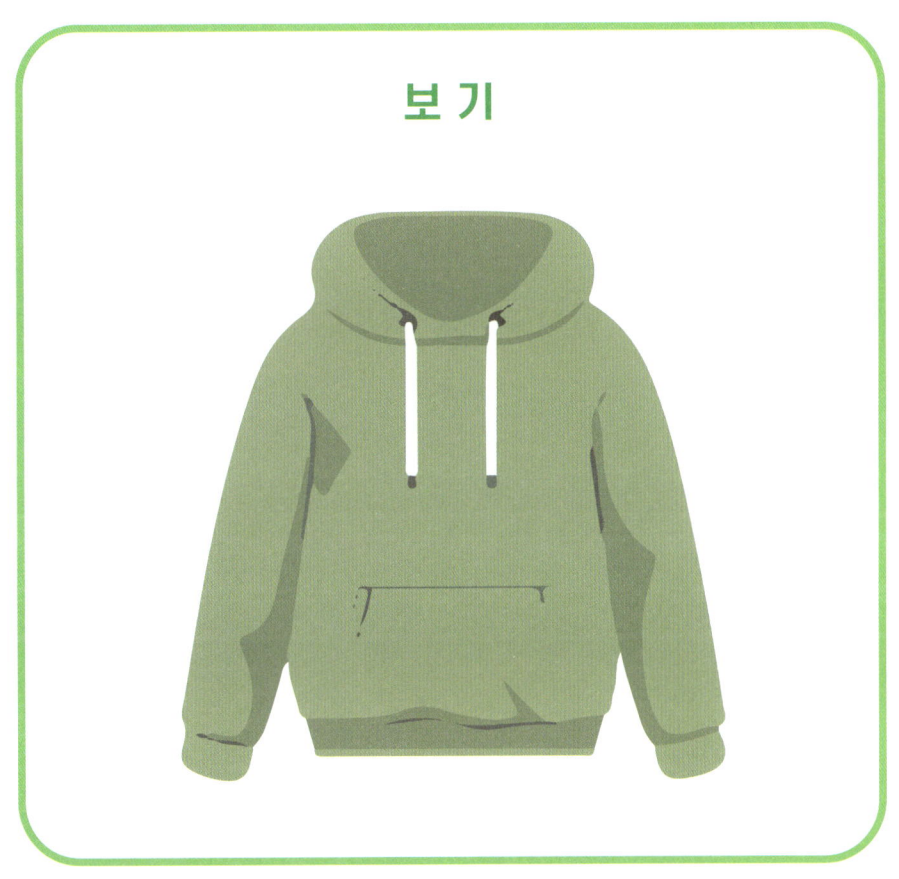

보 기

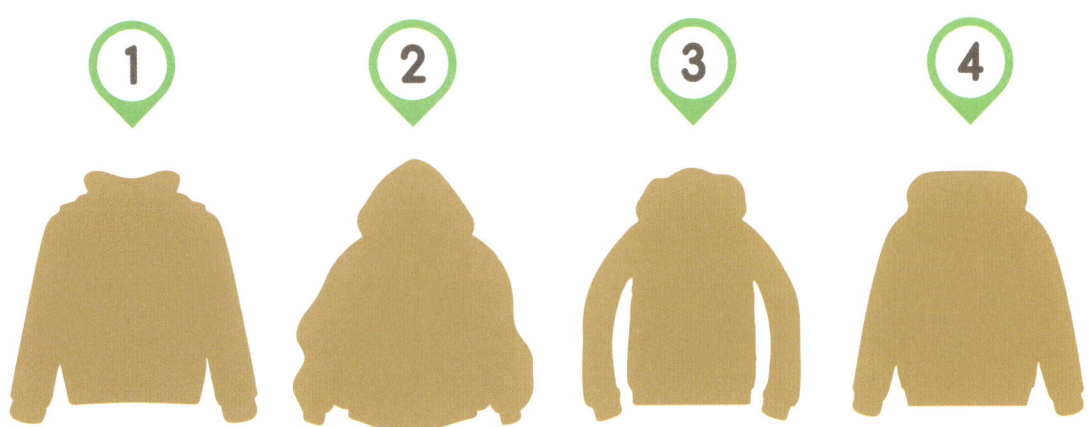

3 다른 그림을 찾아봐요

다른 그림 찾기

월   일   요일

집중력

 화분에 예쁜 꽃나무들이 심겨 있어요. 다른 그림 한 개를 찾아보세요.

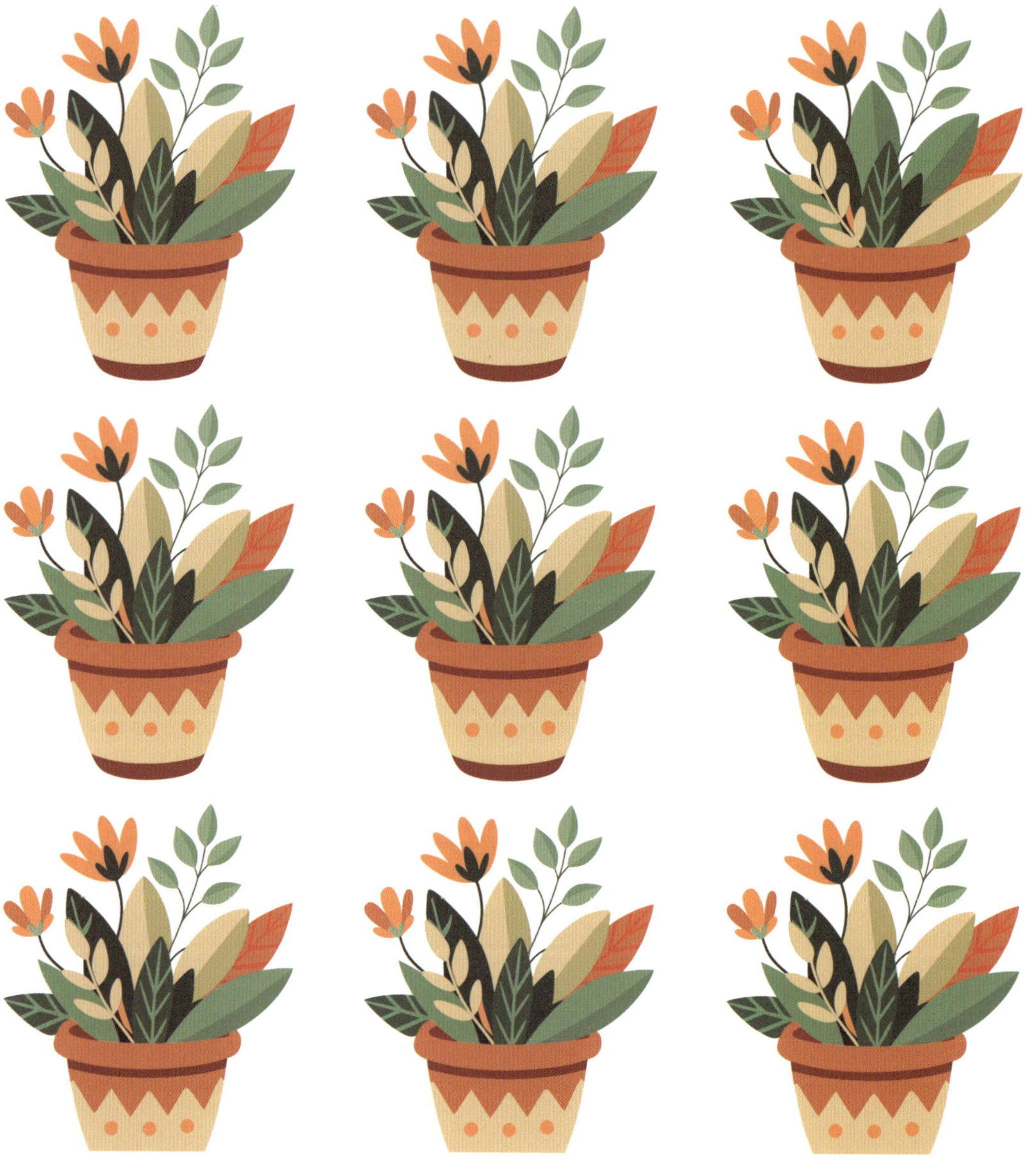

🍵 다른 그림의 어느 부분이 어떻게 다른지 말해 봐요.

4 숨은 낱말을 찾아봐요

🔔 예쁜 그림 속에 세 글자 낱말 한 개가 숨어 있어요. 동물 이름 세 글자 낱말 한 개를 찾아 써 보세요.

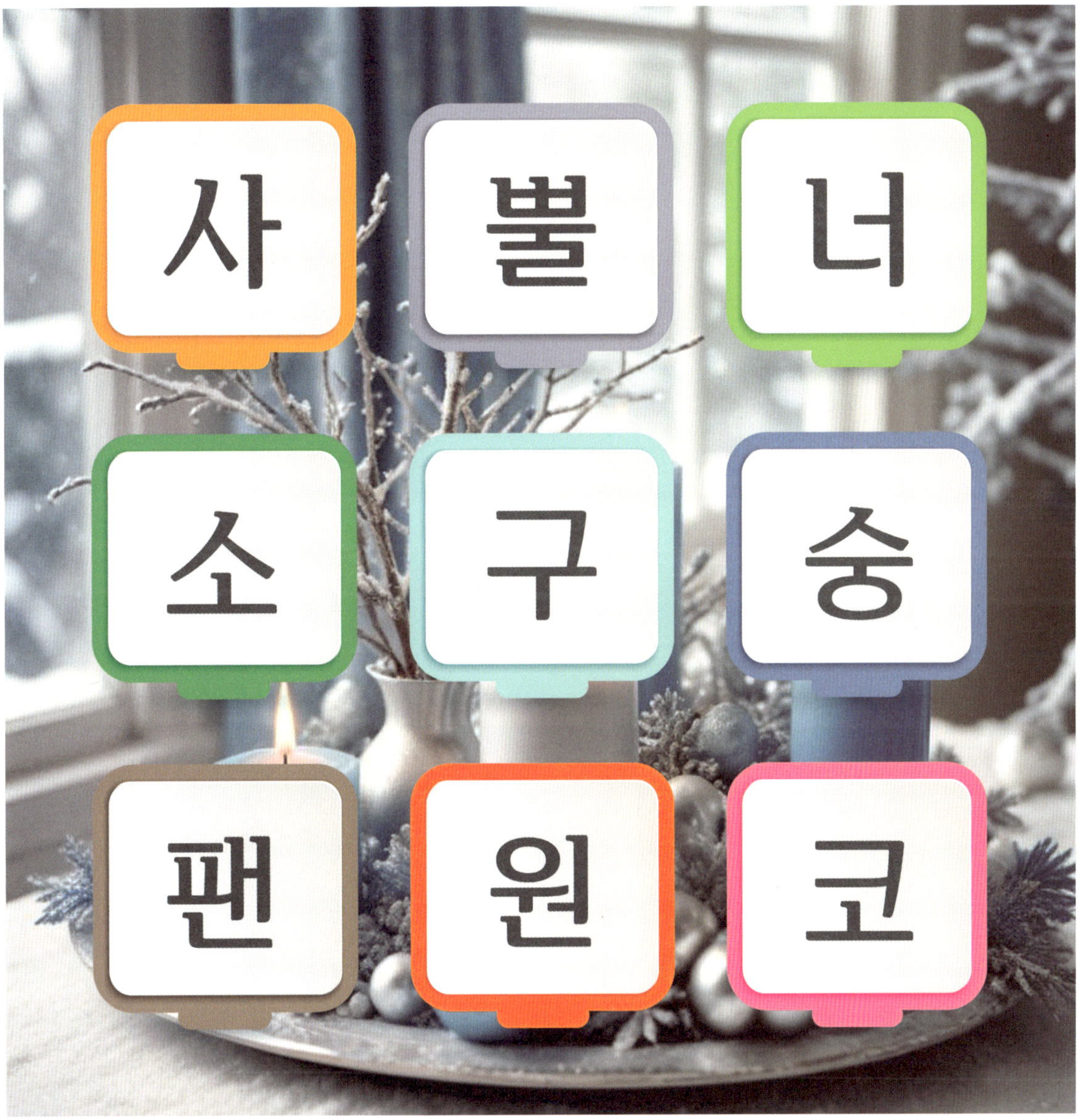

사	뿔	너
소	구	숭
팬	원	코

세 글자 동물 이름: _____

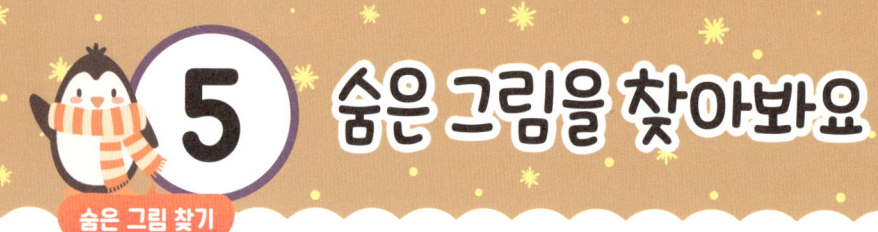

5 숨은 그림을 찾아봐요

🔔 옷장에 다양한 옷과 모자 등이 있어요. 아래와 같은 물건들을 오른쪽 페이지에서 찾아 ○해 보세요.

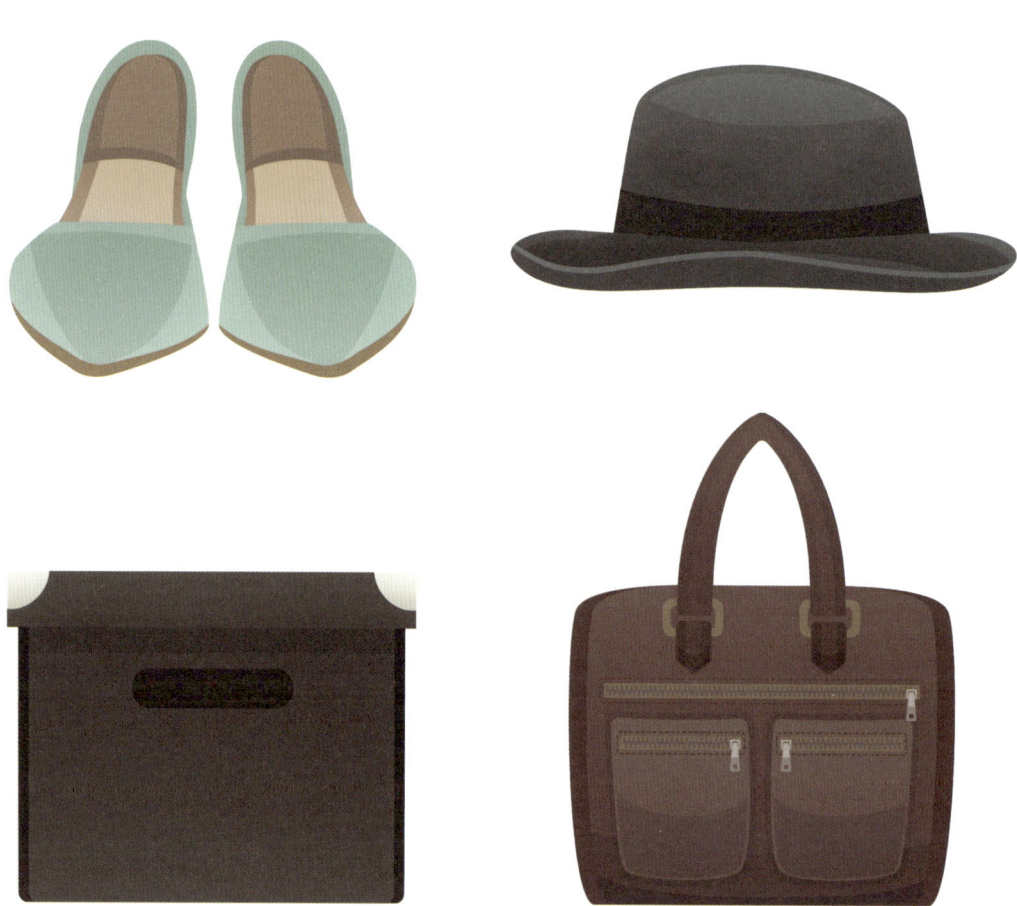

| 월 | 일 | 요일 |

관찰력

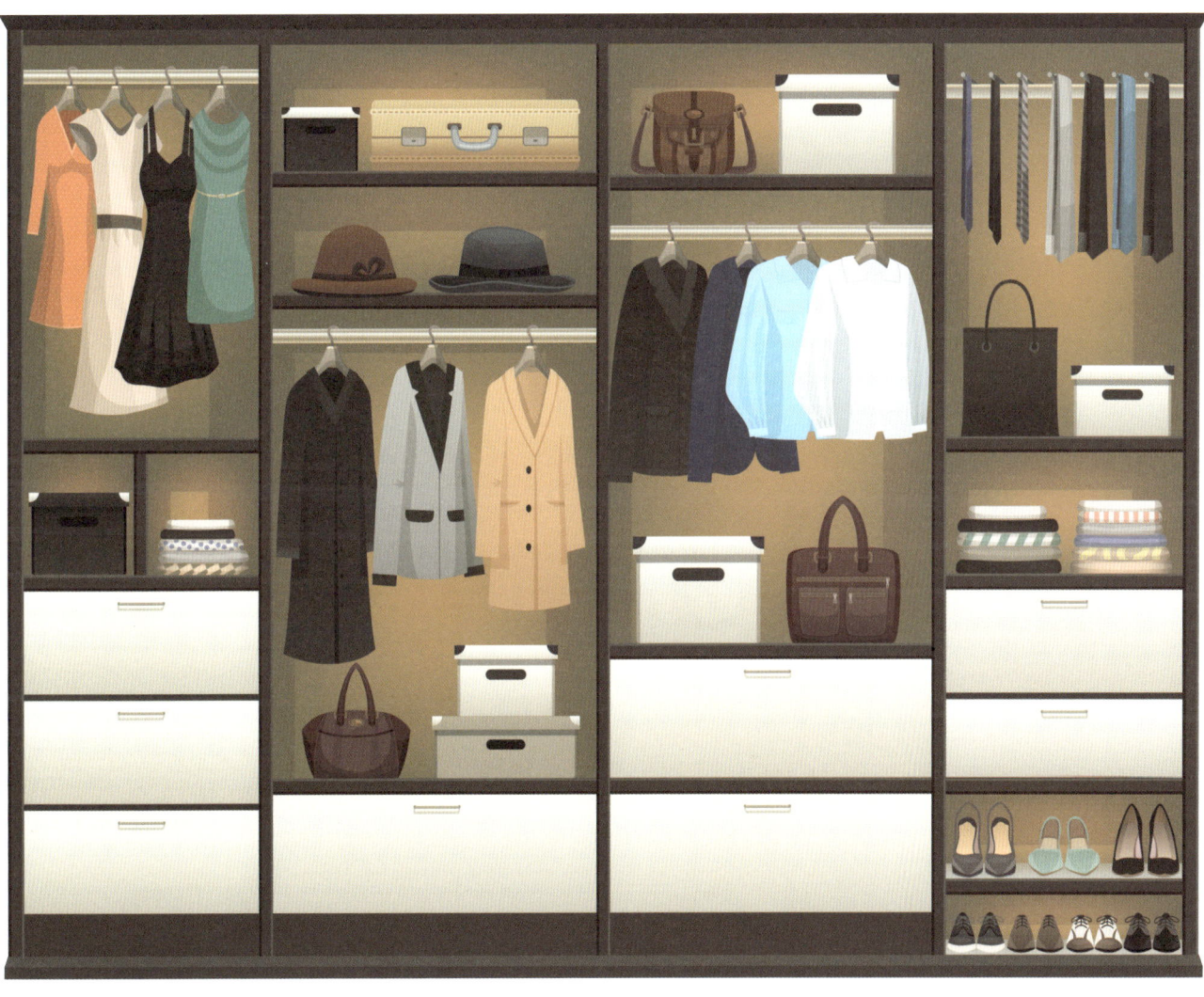

월 일 요일

숫자 빨리 짚기

6 수를 순서대로 짚어 봐요

순발력

11~22의 수가 있습니다. 작은 수부터 순서대로 빠른 시간 내에 짚어 보세요.

열셋	20	11	십칠
22	18	이십일	14
십오	12	열아홉	16

7. 자세히 관찰하고 기억해 봐요

🔔 **아래 그림을 잘 관찰해 주세요. 뒷장에 퀴즈가 있습니다.**

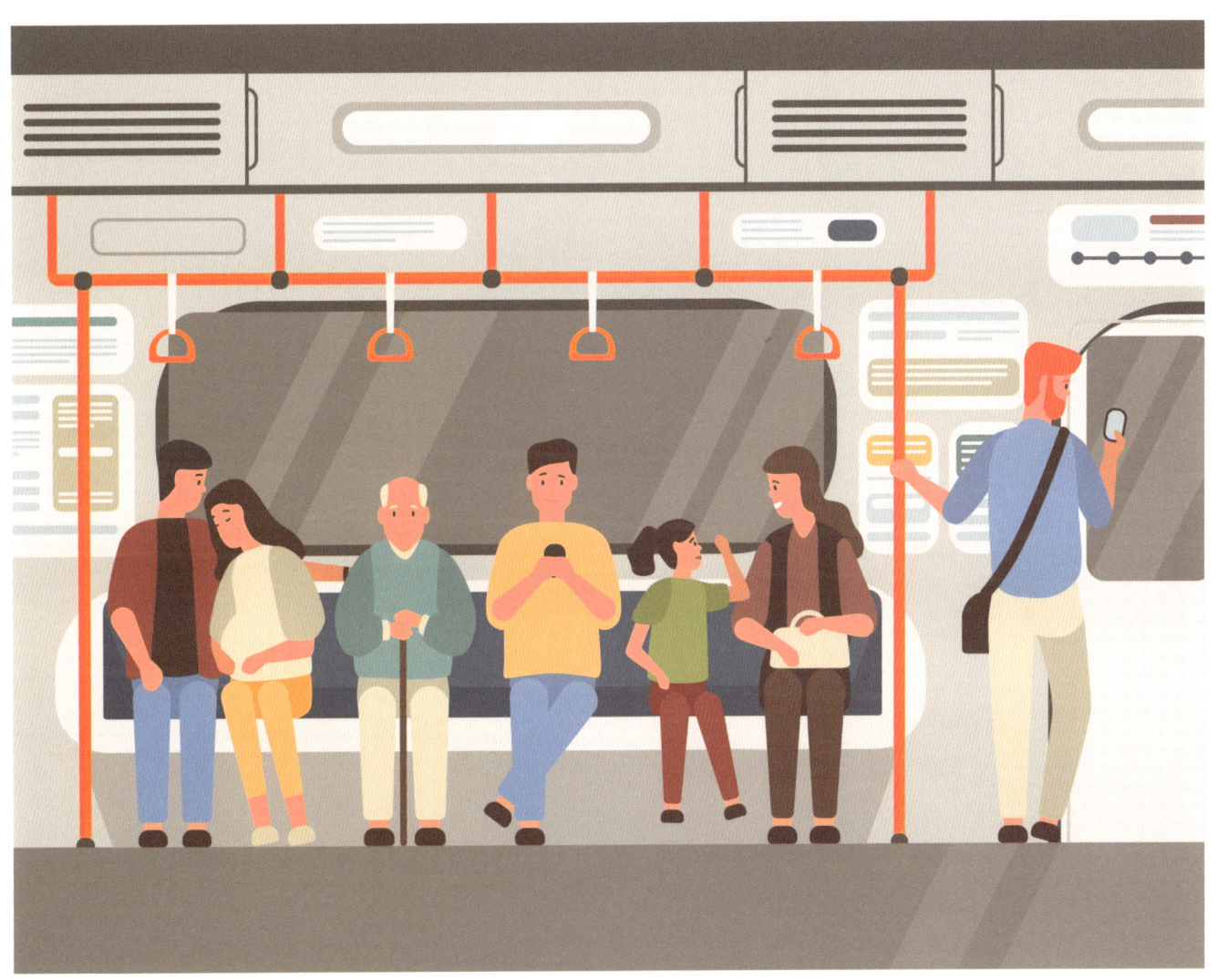

30초가 지났어요. 천천히 페이지를 넘겨 보세요.

7 관찰한 것을 기억해 보요

🔍 퀴즈 앞서 관찰한 그림에서 이 사람은 왼쪽에서 몇 번째에 앉아 있었나요?

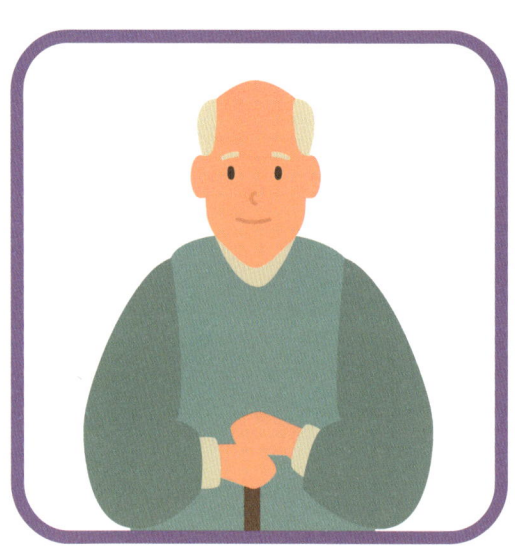

① 두 번째

② 세 번째

③ 네 번째

④ 다섯 번째

8 낱말을 맞혀 봐요

낱말 퀴즈

언어력

🔔 **주어진 힌트를 참고하여 낱말을 완성해 보세요.**

1. 빈칸을 채워 보세요. 힌트 동물 이름

강 □ 지

2. 빈칸을 채워 보세요. 힌트 채소 이름

고 □ 마

3. 빈칸을 채워 보세요. 힌트 채소 이름

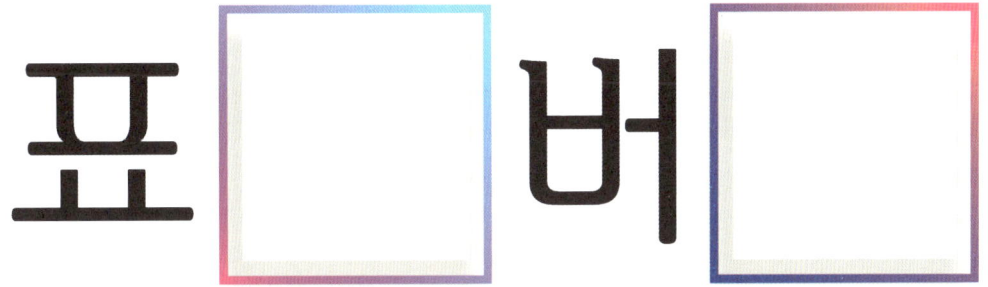

표 □ 버 □

9 서로 다른 곳을 찾아봐요

🔔 밭에서 각종 과일과 채소를 수확했어요. 서로 다른 두 곳을 찾아 ○해 보세요.

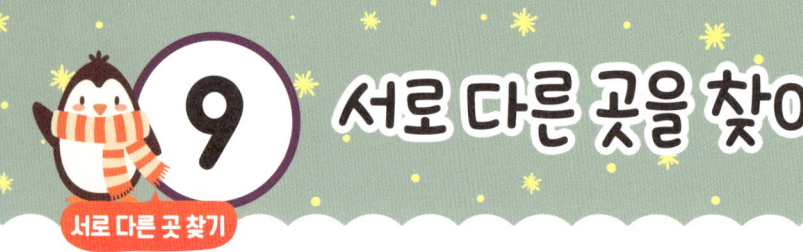

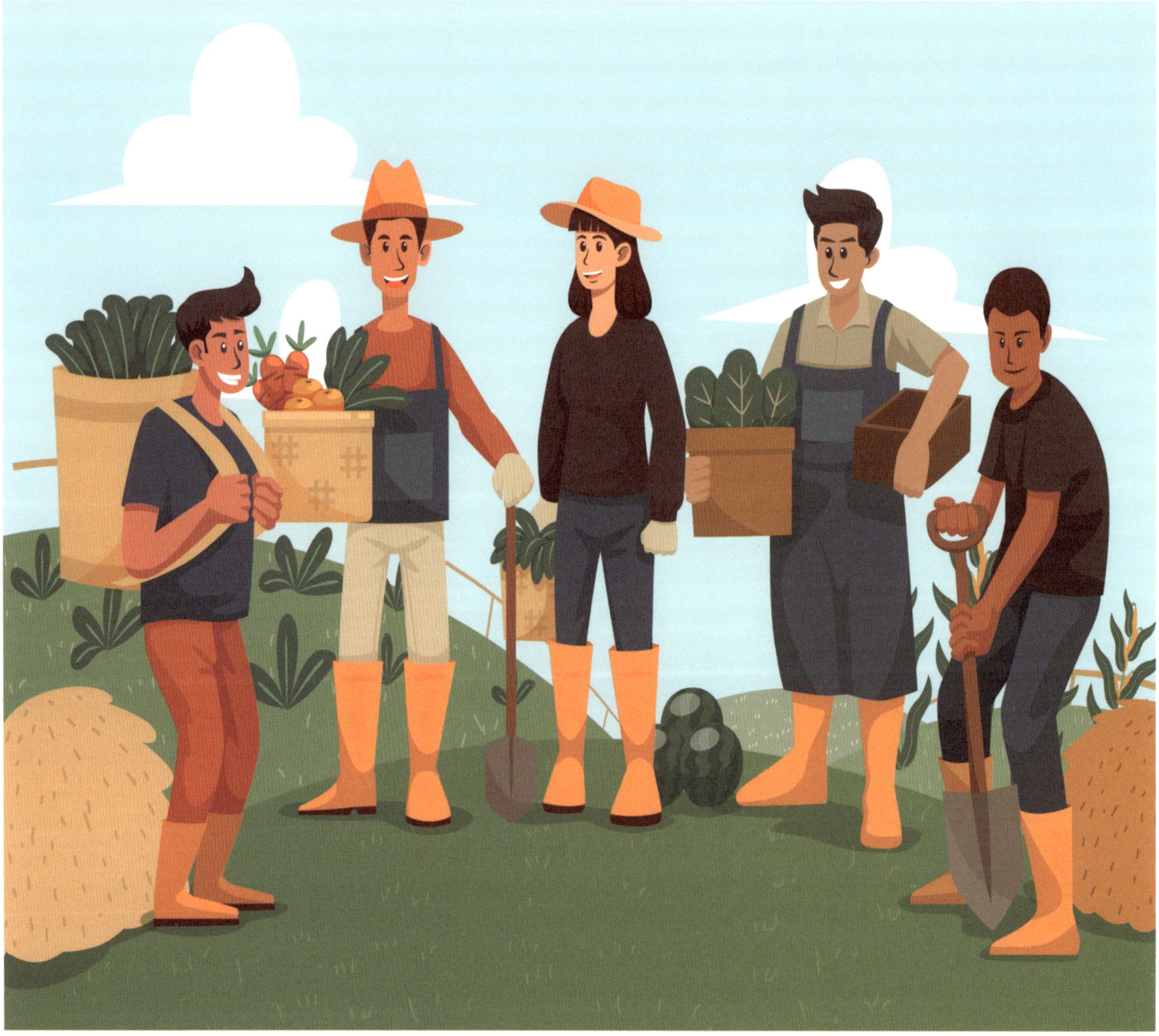

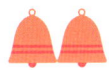 **양쪽 그림에서 모자를 쓰거나 삽을 든 사람은 모두 몇 명인가요?**

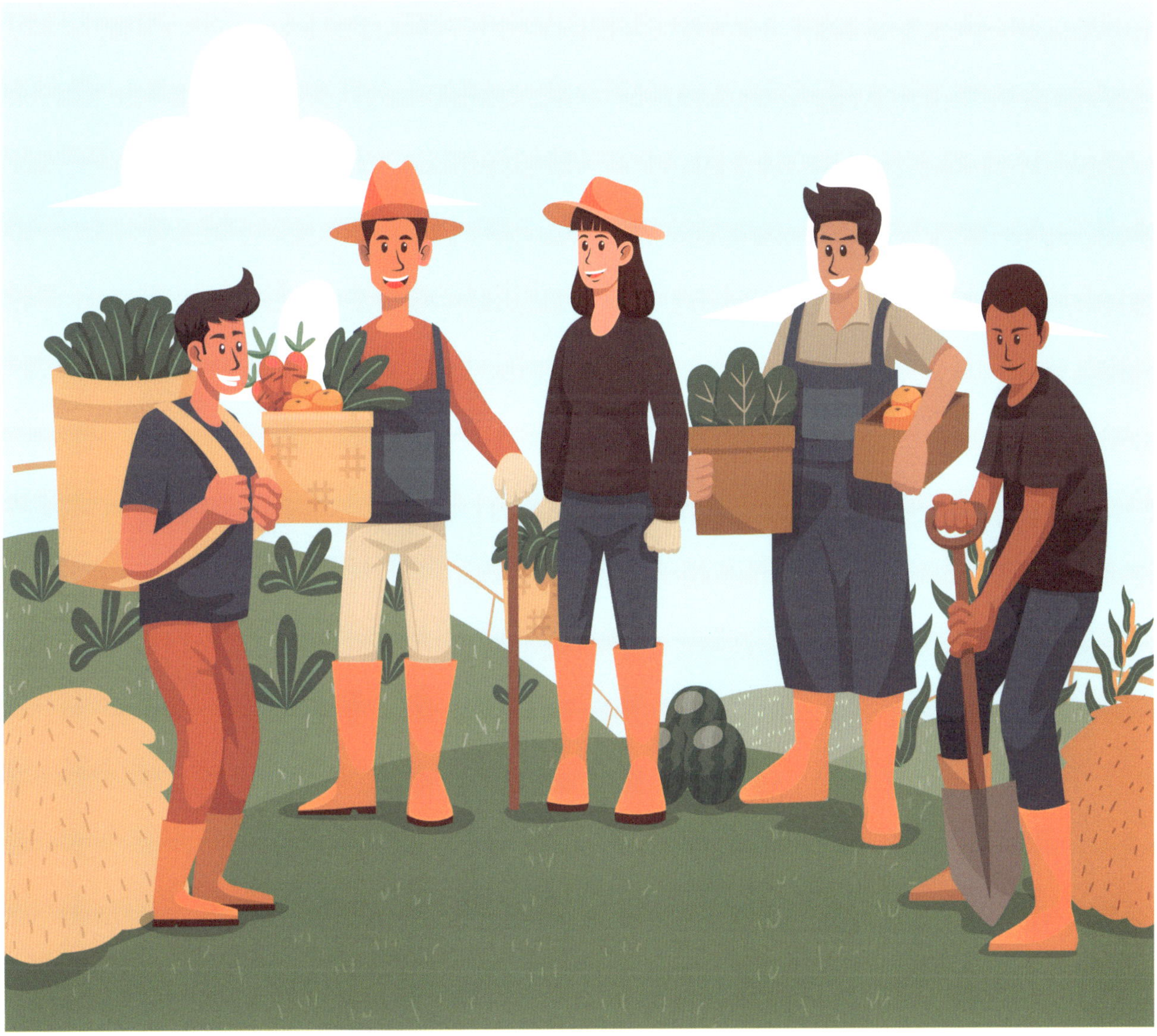

10 숨은 낱말을 찾아봐요

날말 찾기

언어력

🔔 멋진 설산 속에 낱말 한 개가 숨어 있어요. 과일 이름 낱말 한 개를 찾아 써 보세요.

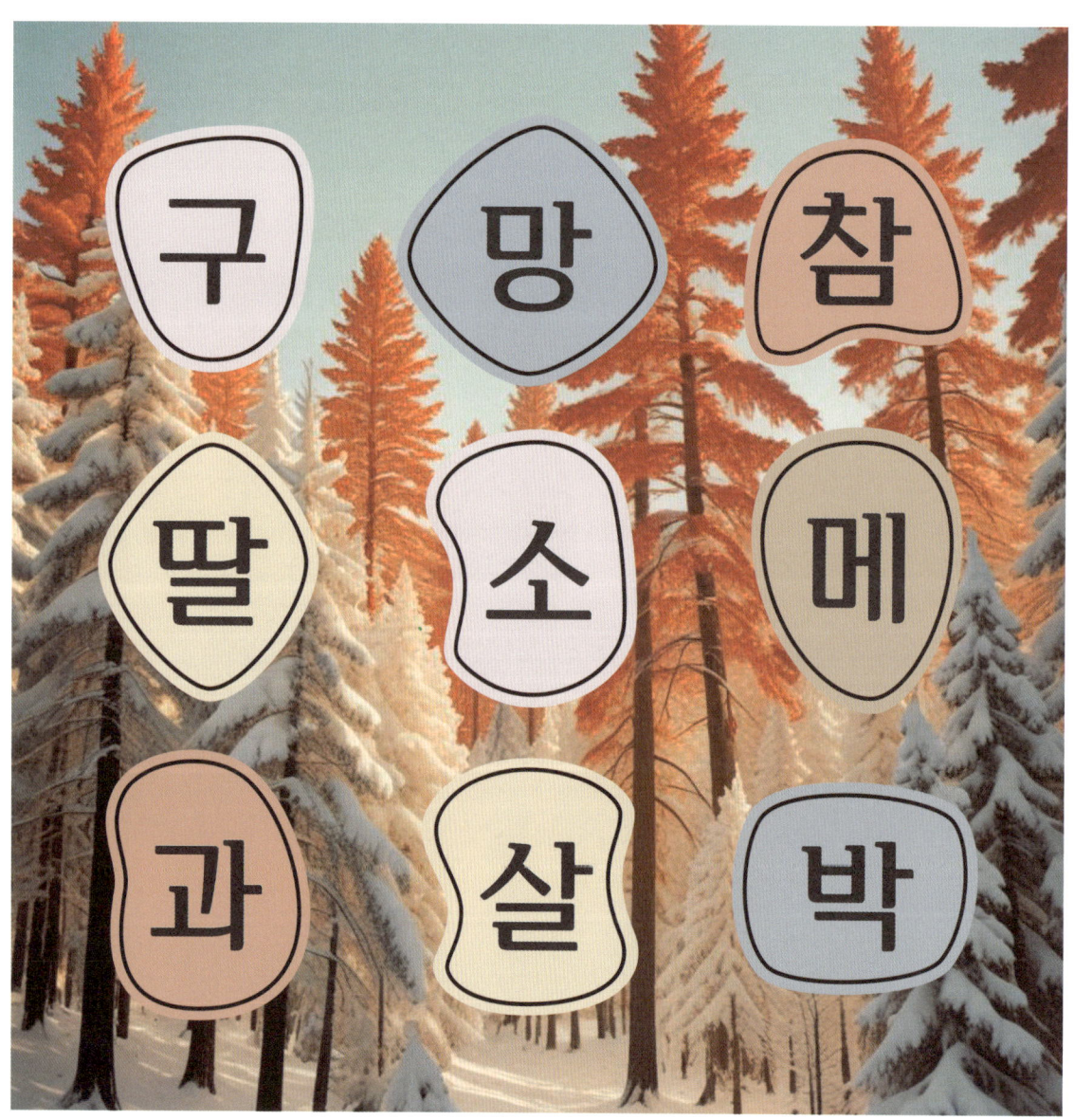

과일 이름: _____

11 카페 지출비를 계산해 보요

🔔 친구들과 함께 탑클래스 카페에 왔어요. 카푸치노 1잔, 오곡라떼 1잔, 딸기케이크 1조각을 주문했습니다. 모두 얼마인가요?

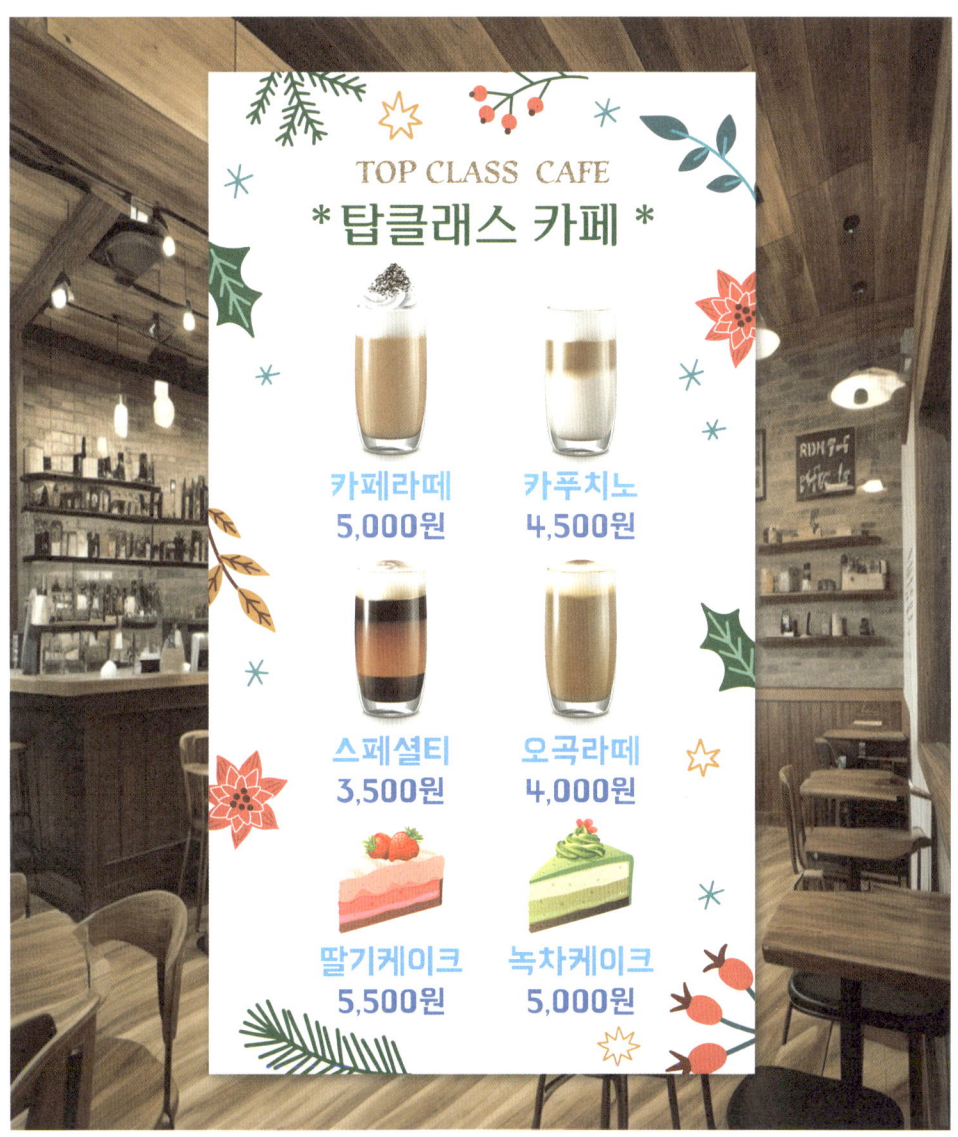

총금액: _____ 원

월 일 요일

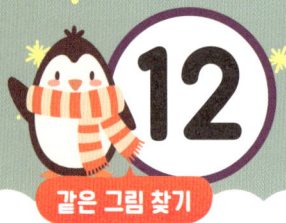

12 같은 그림을 찾아봐요

같은 그림 찾기

집중력

따뜻하고 예쁜 겨울모자가 많이 있어요. 같은 모자 두 개를 찾아 ○해 보세요.

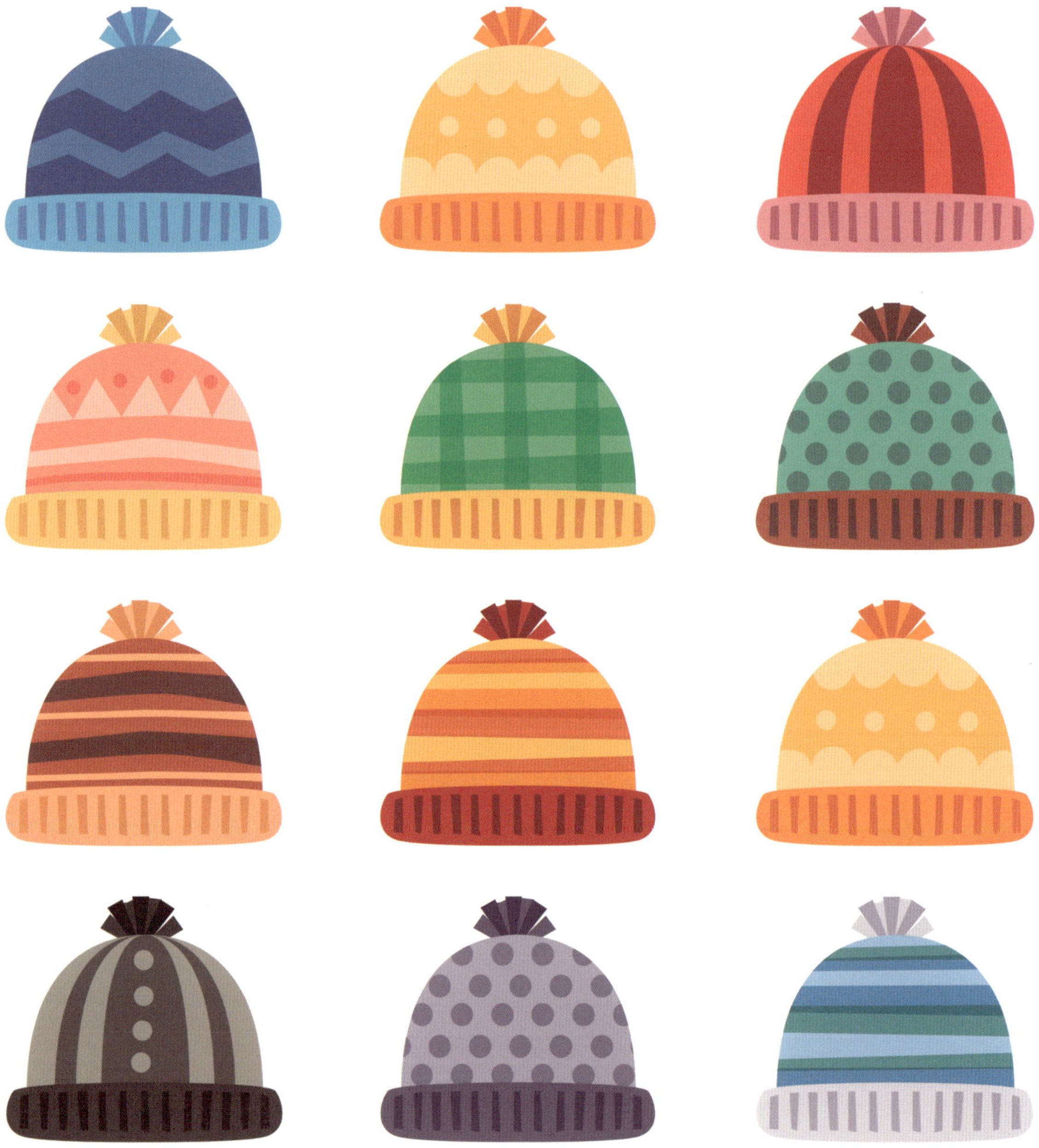

13 낱말의 끝말을 이어 봐요

끝말잇기

언어력

 제시어를 보고 화살표를 따라 끝말잇기를 해보세요. 순서대로 빈칸을 채워 보세요.

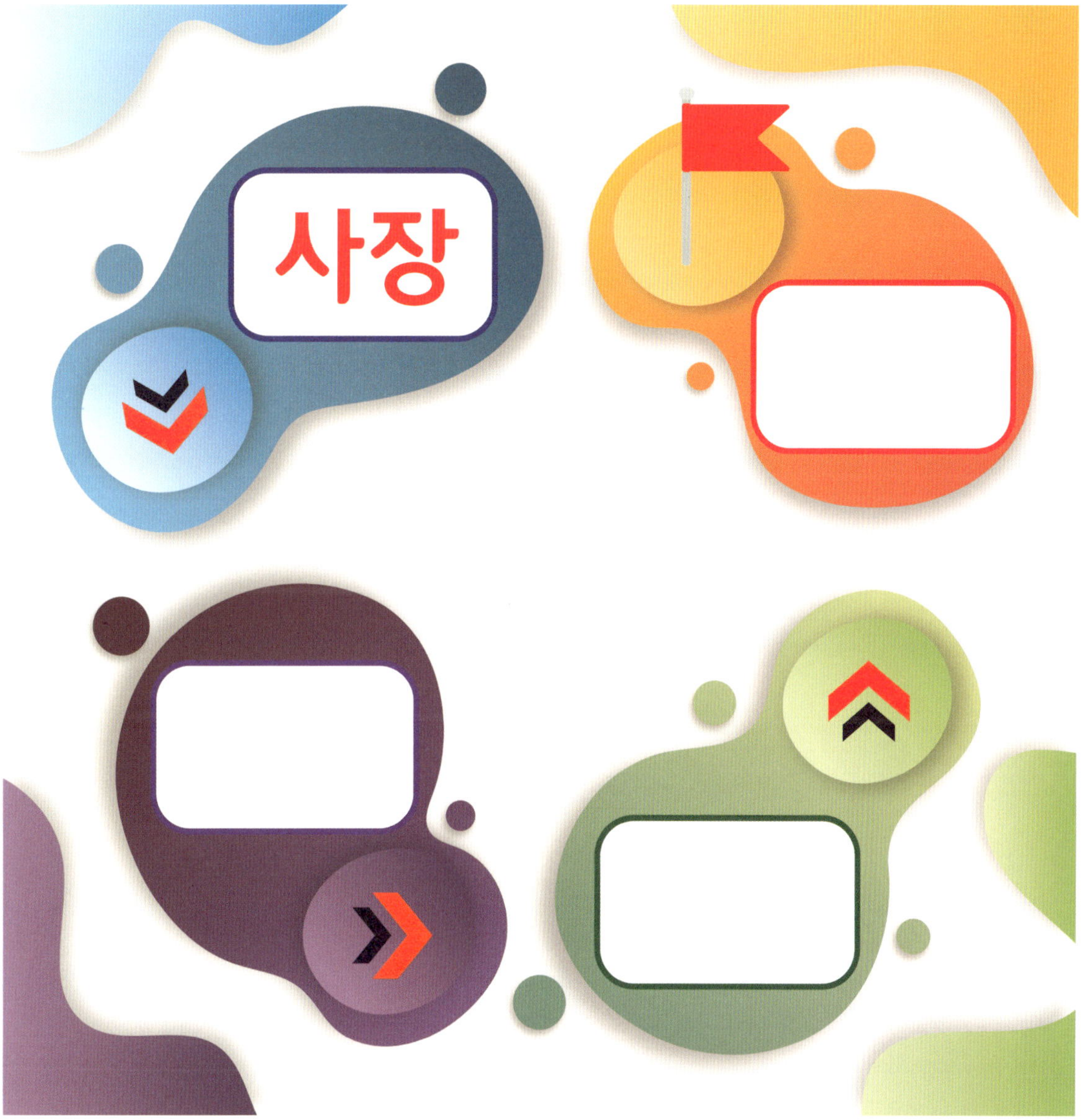

사장

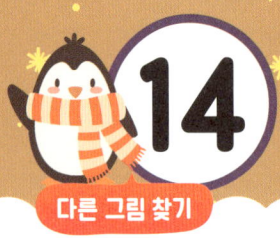

14 다른 그림을 찾아봐요

월   일   요일

집중력

다른 그림 찾기

🔔 마을에 여러 개의 창문이 있는 집들이 많이 있어요. 다른 집 한 채를 찾아보세요.

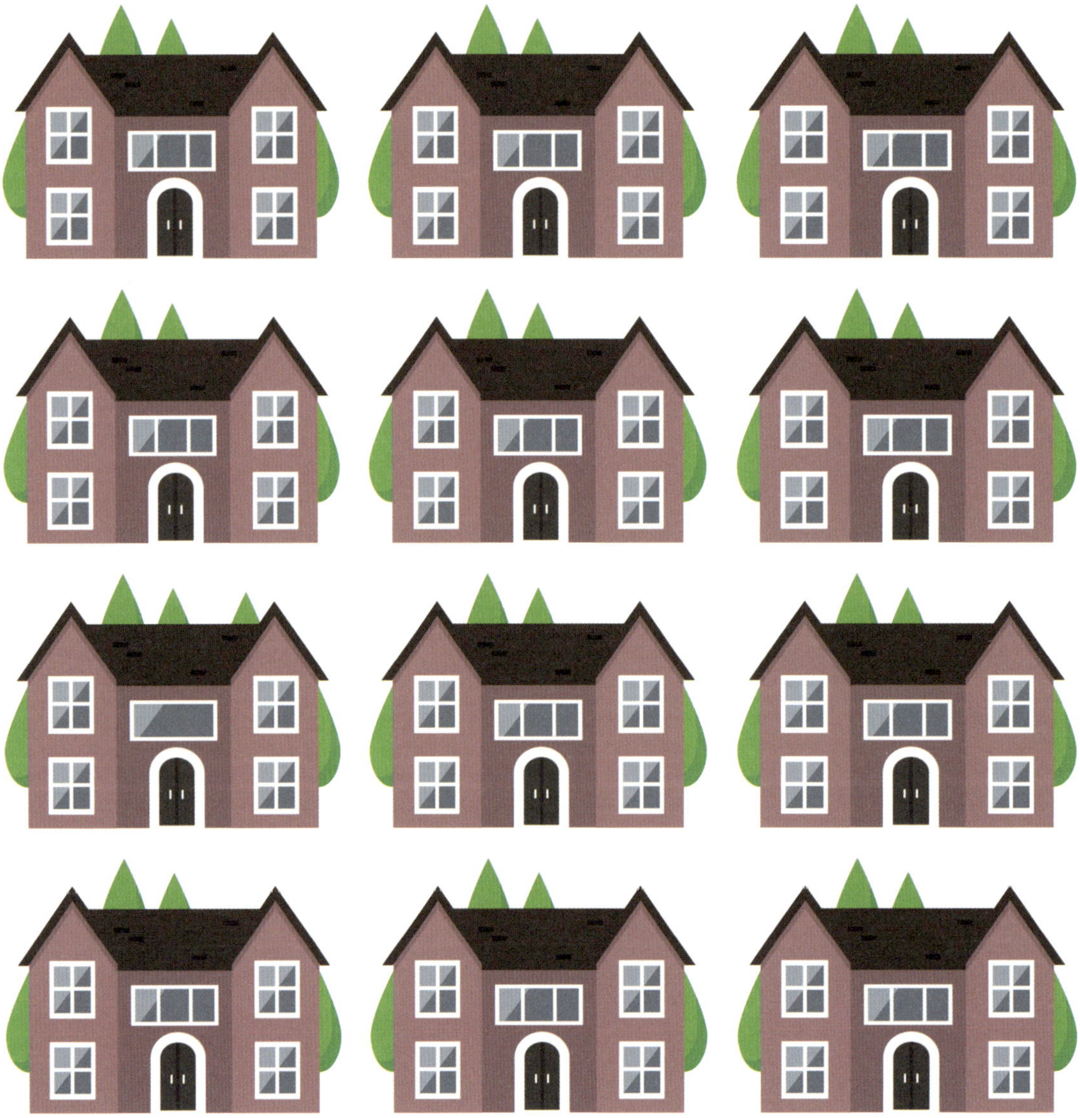

☕ 다른 그림의 어느 부분이 어떻게 다른지 말해 봐요.

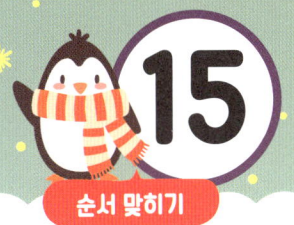

15 순서대로 기억해 봐요

기억력

 아래 그림과 순서를 잘 관찰하여 기억해 주세요. 뒷장에 퀴즈가 있습니다.

 20초가 지났어요. 천천히 페이지를 넘겨 보세요.

15 관찰한 것을 기억해 봐요

🔍 앞서 관찰한 그림을 순서대로 잘 배열한 것은 어느 것일까요?

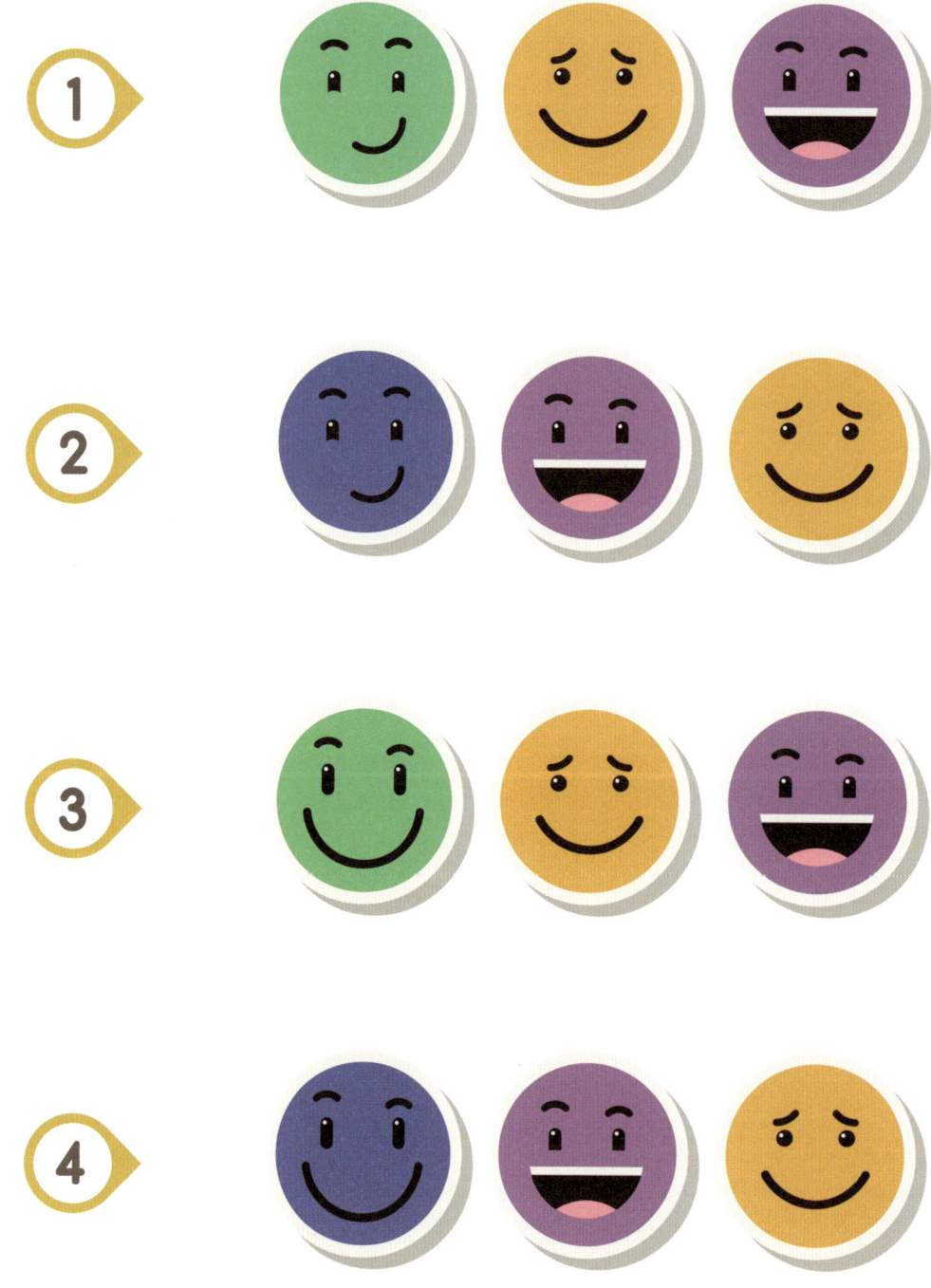

명언 명상
동영상

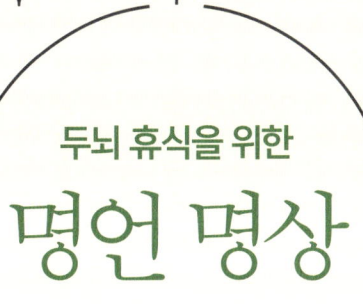

두뇌 휴식을 위한 명언 명상

명언 명상은 자연의 소리와 함께
명언을 들으며 두뇌를 휴식하는 명상입니다.
방 안의 불을 켜면 어둠은 자연히 일시에 사라지듯,
명언을 3번 반복해서 듣는 동안 마음은 밝아지고, 편안해집니다.
명상을 하면 뇌파는 알파파, 세타파로 변하여
통찰력, 기억력 등 모든 두뇌의 능력이 향상됩니다.

🪷 명상하기

1

편안한 자세로 척추를 펴고 앉습니다.
허리와 어깨의 긴장을 풀어 봅니다.
앉는 자세가 힘드신 분은 눕거나
기대서도 좋습니다. 누워서 하시는 분은
잠들지 않도록 유의합니다.

2

고개를 앞, 뒤, 좌우로 천천히 돌려
목의 긴장을 풉니다. 눈을 살며시 감고,
눈썹과 눈썹 사이 미간의 긴장을
풀어 봅니다.

3

온몸을 편안하게 이완하는 심호흡을
해 봅니다. 코로 숨을 깊이 들이쉬고,
입으로 숨을 천천히 내쉽니다.
코로 숨을 들이쉴 때는 아랫배가
나오고, 입으로 숨을 내쉴 때는
아랫배가 들어갑니다. 3번 반복합니다.
심호흡 후엔 자연스럽게 호흡합니다.

4

자연의 소리와 함께 명언을 들으며
휴식해 봅니다. 명언을 들을 때
잡념으로 인해 집중되지 않더라도
상관하지 않습니다. 알아차리는 순간,
다시 명언을 듣는 데 집중할 뿐 따로
생각을 없애려 하지 않습니다.

5

명언을 기억하려 노력하지 않아도 됩니다. 3번 반복을 통해 지혜는 밝아지고, 자연히 두뇌가 휴식합니다.

6

처음엔 하루 1개의 명언 명상도 좋습니다. 내가 부담 없이 편안히 할 수 있는 시간부터 조금씩 늘려 갑니다. 한 번에 긴 시간을 불규칙적으로 하기보다 매일 짧은 시간이라도 규칙적으로 하는 것이 더 효과적입니다.

오늘의 명언

당신이 무엇의 확장을 추구한다면,
그리고 인생의 행복을 추구한다면,
당신은 원하는 것보다 더 큰 것을 이뤄 낼 수 있다.
내 인생에서 어떤 일이 일어나든
감사한 법을 배웠을 때,
기회, 사람들과의 관계, 부까지도 내게로 왔다.

– 오프라 윈프리(Oprah Gail Winfrey)

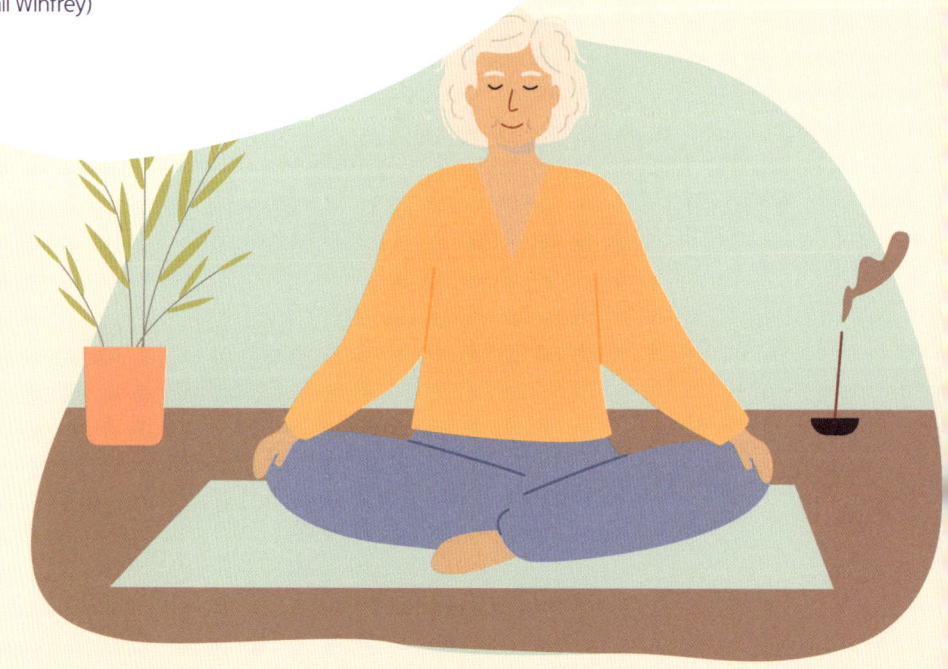

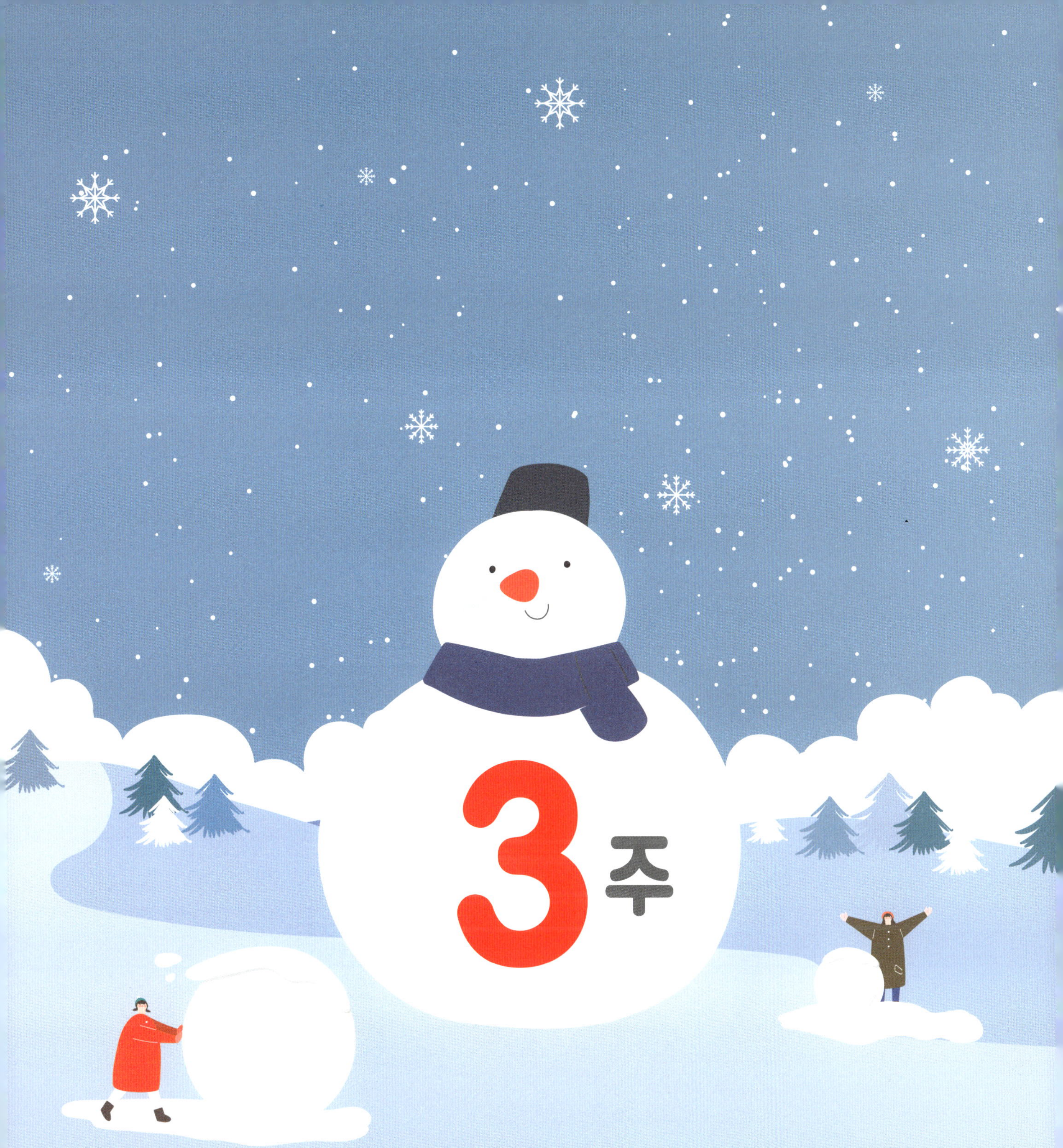

3주

교재와 함께 즐기는
〈탑클래스 두뇌발전소〉 유튜브 두뇌 건강 게임

기억력과 주의집중력을 높이는
기억력 게임

언어력과 기억력을 강화하는
초성 게임

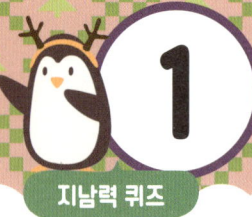

1 현재 상황을 말해 봐요

지남력 퀴즈 · 상황인지력

🔔 <u>저는 매일 아침에 일어나 두뇌 건강을 위해 두뇌 훈련과 휴식을 하고 있어요.</u>

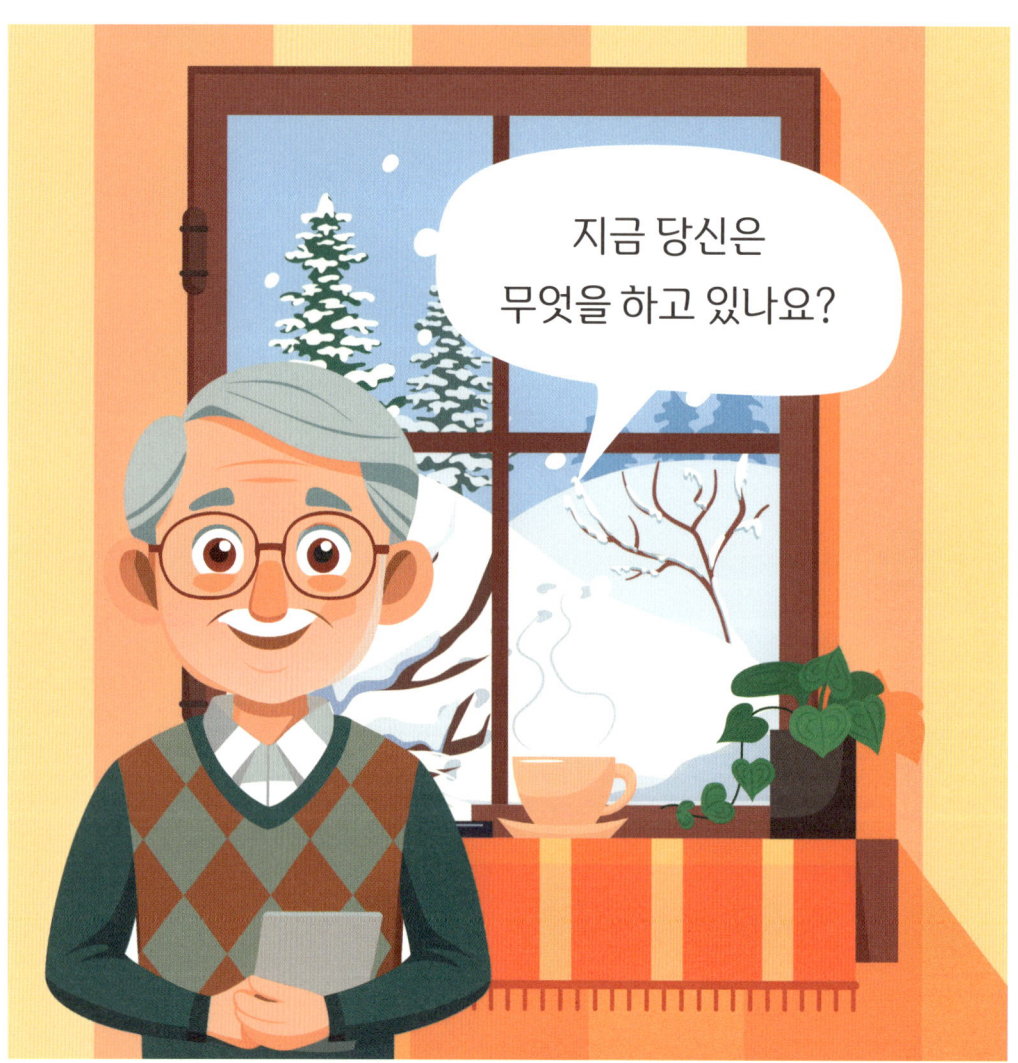

지금 내가 하는 것: _____

2 순서대로 기억해 봐요

순서 맞히기 | **기억력**

🔔 아래 숫자와 순서를 잘 관찰하여 기억해 주세요. 뒷장에 퀴즈가 있습니다.

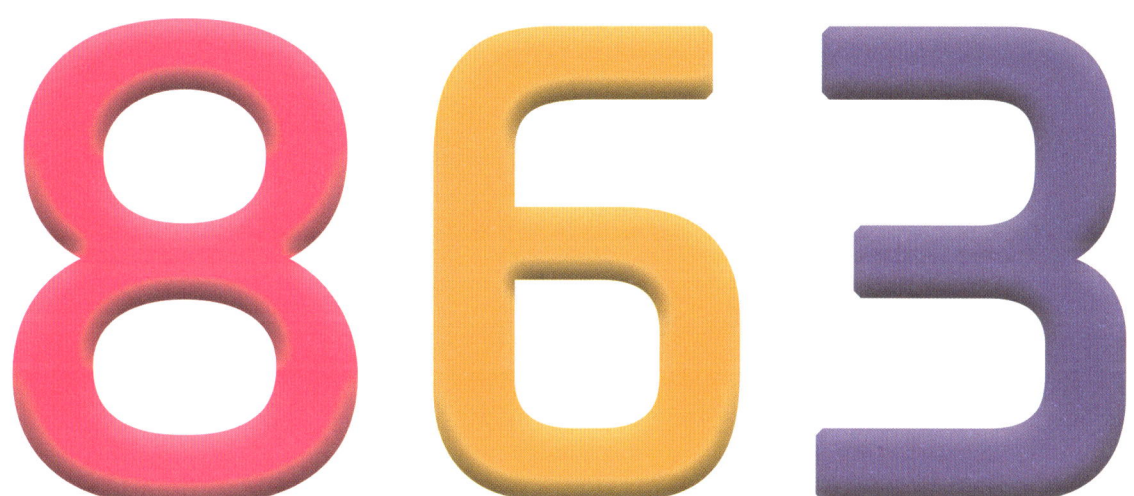

20초가 지났어요. 천천히 페이지를 넘겨 보세요.

2 관찰한 것을 기억해 봐요

🔍 앞서 관찰한 숫자를 순서대로 잘 배열한 것은 어느 것일까요?

① 683

② 683

③ 863

④ 863

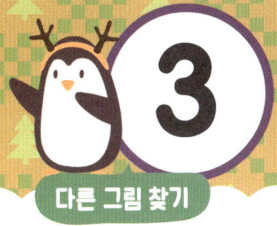

3 다른 그림을 찾아봐요

다른 그림 찾기

집중력

🔔 **즐거운 점심시간이에요. 맛있는 도시락을 먹어 볼까요? 다른 도시락 한 개를 찾아보세요.**

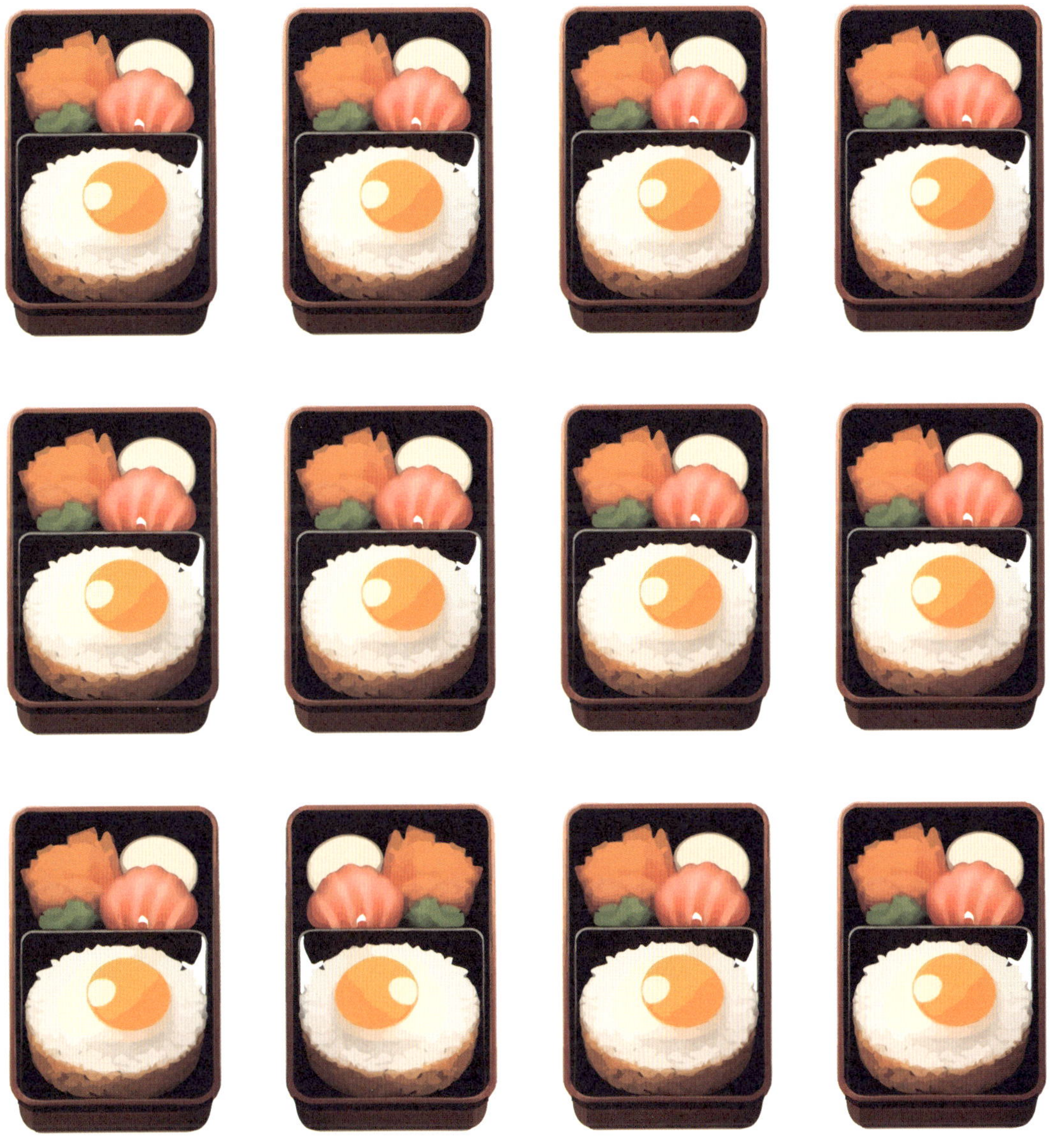

☕ 어렸을 때 소풍 가서 먹었던 음식 중 가장 기억에 남는 음식은 무엇인가요?

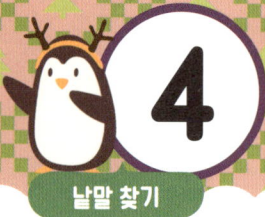

4 숨은 낱말을 찾아봐요

날말 찾기

언어력

월   일   요일

🔔 **멋진 겨울 풍경 속에 낱말 한 개가 숨어 있어요. 꽃 이름 낱말 한 개를 찾아 써 보세요.**

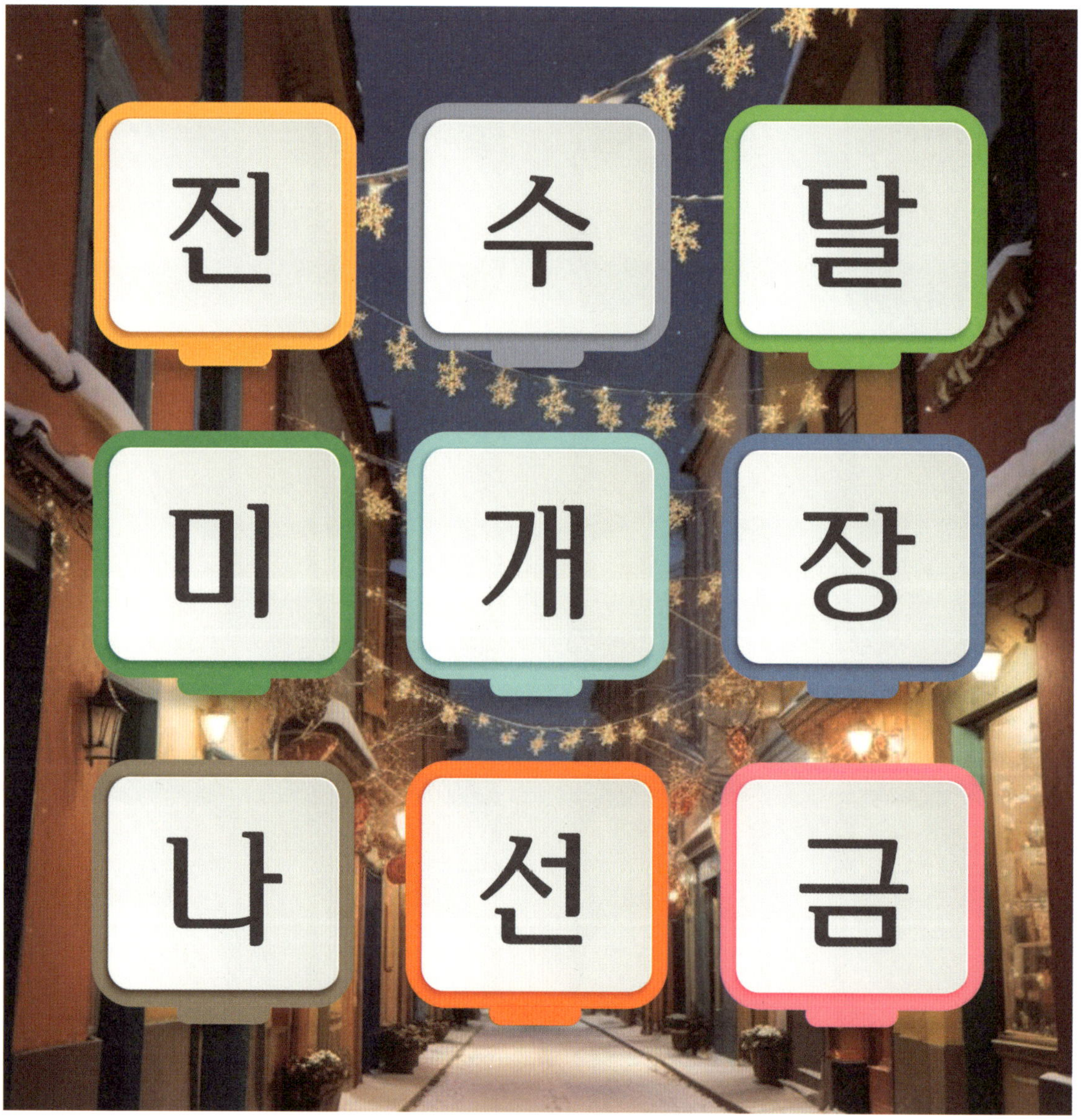

진	수	달
미	개	장
나	선	금

꽃 이름: _____

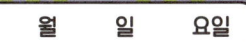
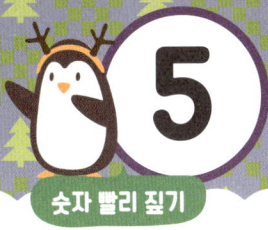

5 수를 순서대로 짚어 봐요

순발력

 1~12의 수가 있습니다. 큰 수부터 순서대로 빠른 시간 내에 짚어 보세요.

6 숨은 그림을 찾아봐요

🔔 다양한 주방 기구들이 나열되어 있어요. 아래 그림과 같은 것을 오른쪽 페이지에서 찾아 ○해 보세요.

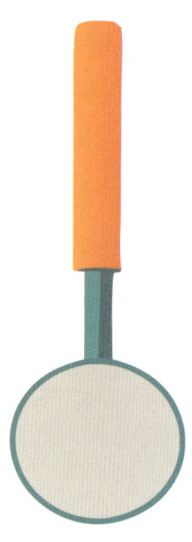

🔔🔔 아래와 같은 물건을 오른쪽 페이지에서 찾아 색이 없는 부분을 똑같이 칠해 봐요.

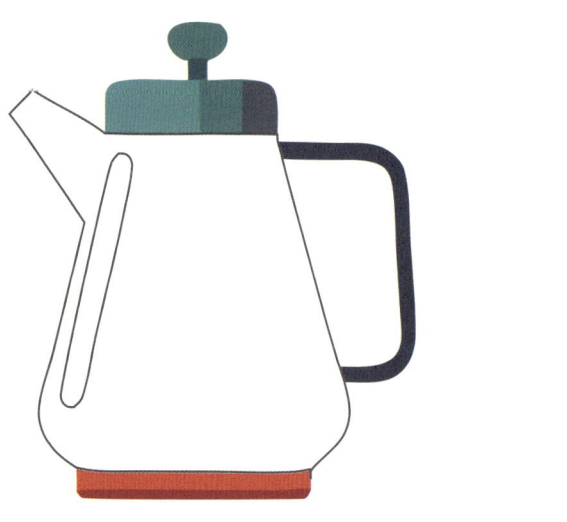

월 일 요일

관찰력

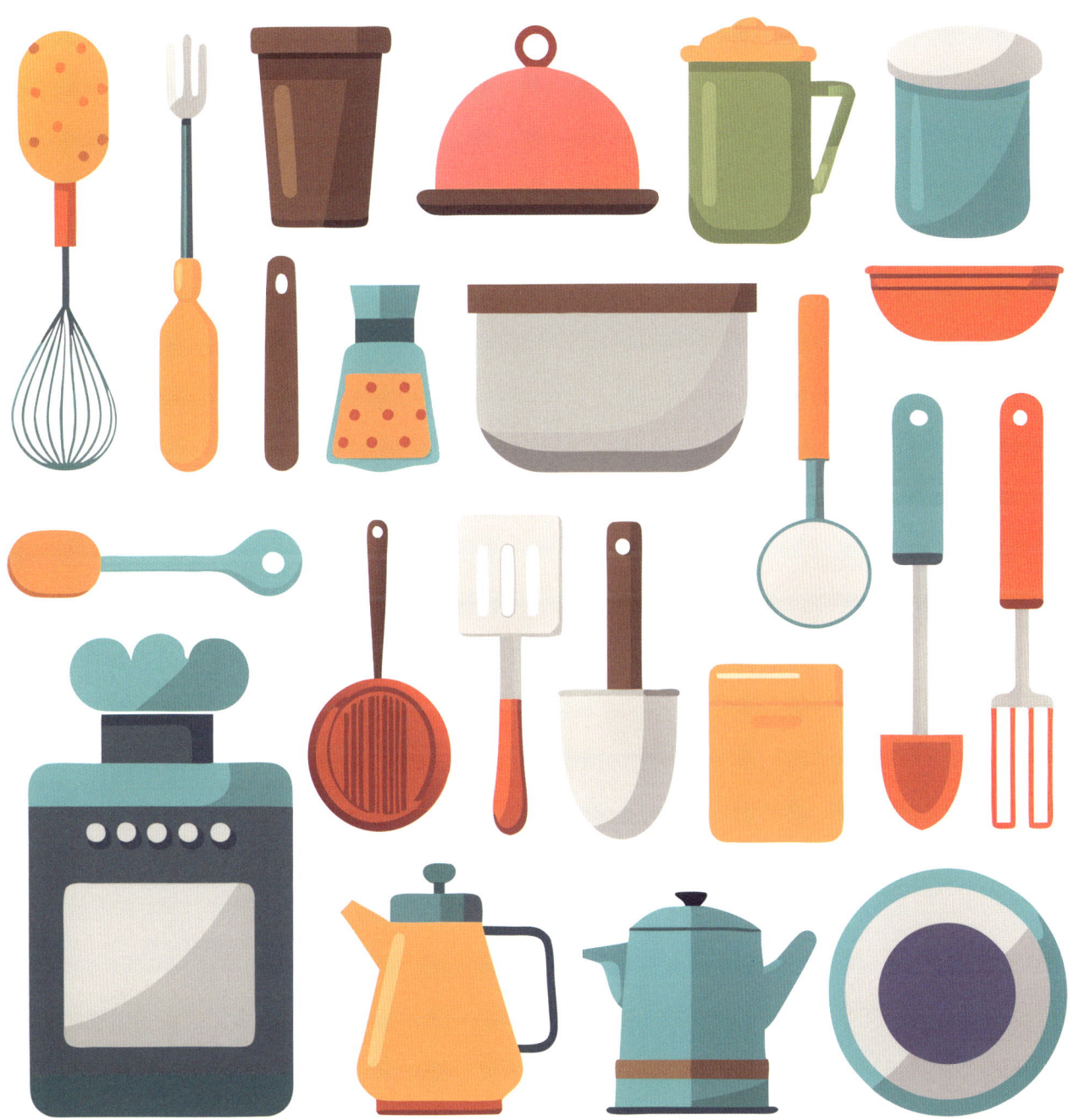

월 일 요일

7 낱말의 끝말을 이어 봐요

끝말잇기

언어력

제시어를 보고 끝말잇기를 이어 가 보세요. 빈칸을 채워 보세요.

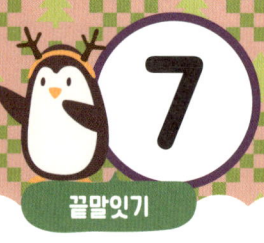

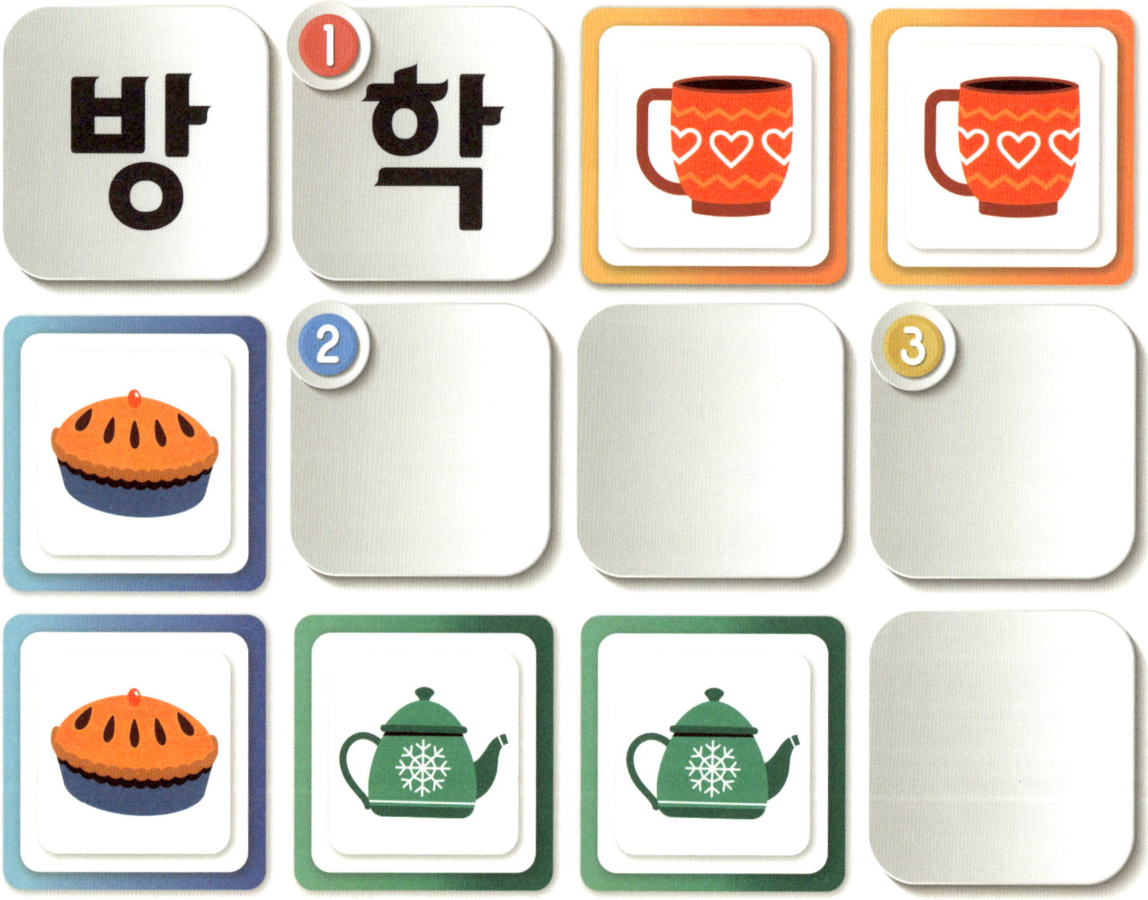

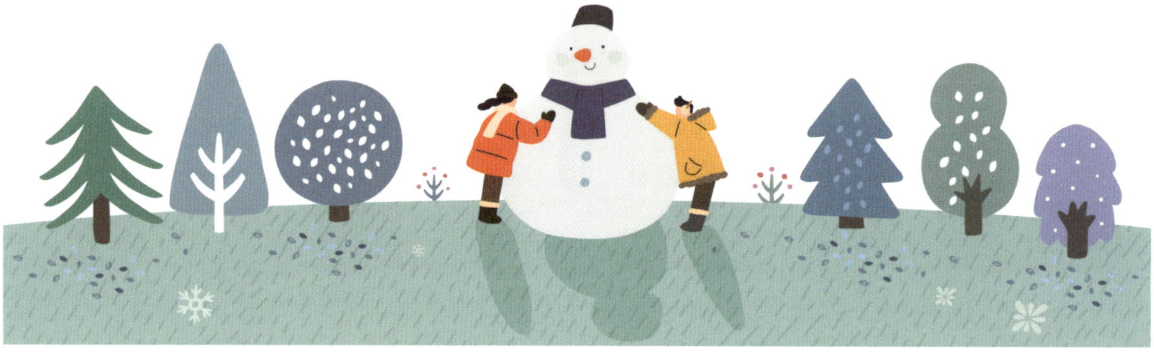

8 도형을 맞혀 봐요

도형 추리 | 공간지각력

🔔 보기에 6개 도형이 있습니다. 아래 회색 도형은 보기에 있는 어떤 도형이 합쳐진 걸까요?

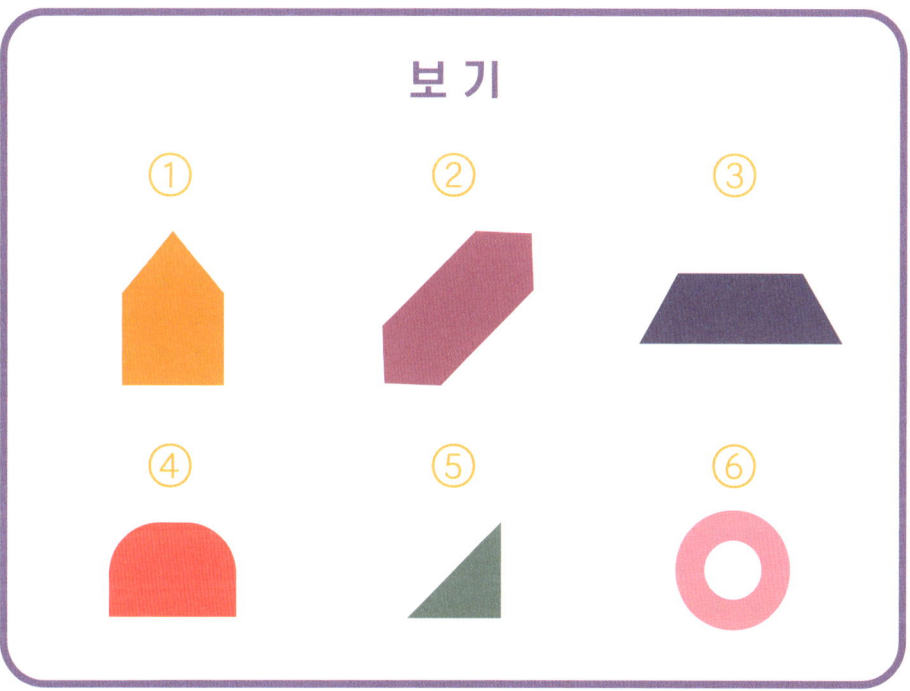

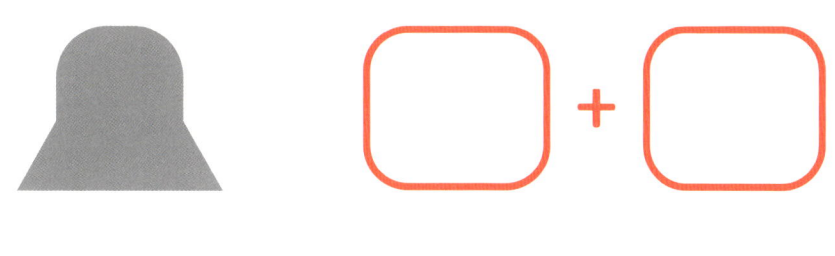

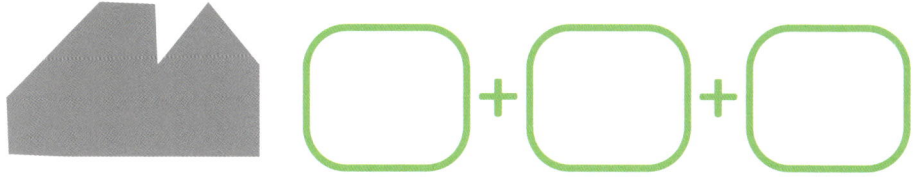

9 서로 다른 곳을 찾아봐요

서로 다른 곳 찾기

🔔 설날이 되어 가족들이 고향을 찾아왔어요. 서로 다른 두 곳을 찾아 ○해 보세요.

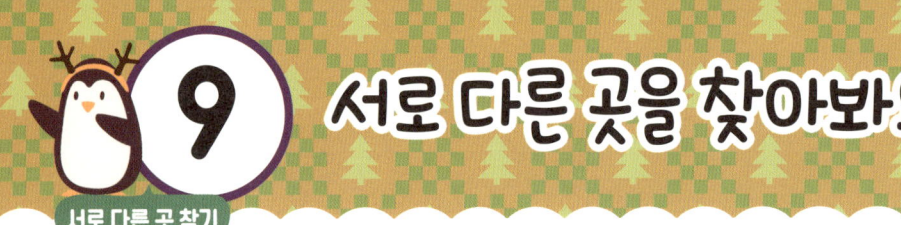

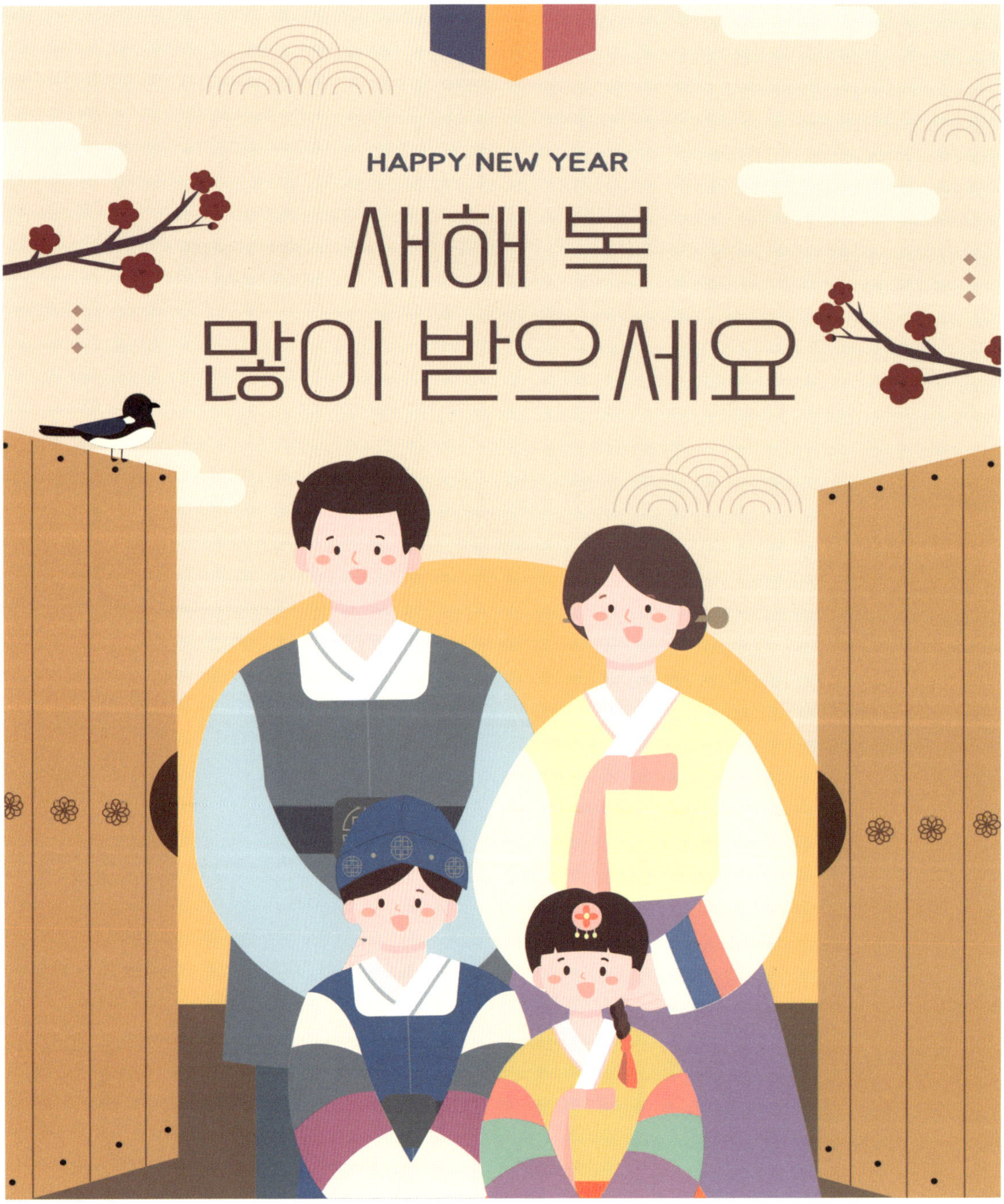

| 월 | 일 | 요일 |

주의력

🔔🔔 **우리나라의 고유한 전통 의상이며, 그림 속 사람들이 입고 있는 옷을 무엇이라 하나요?**

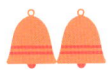

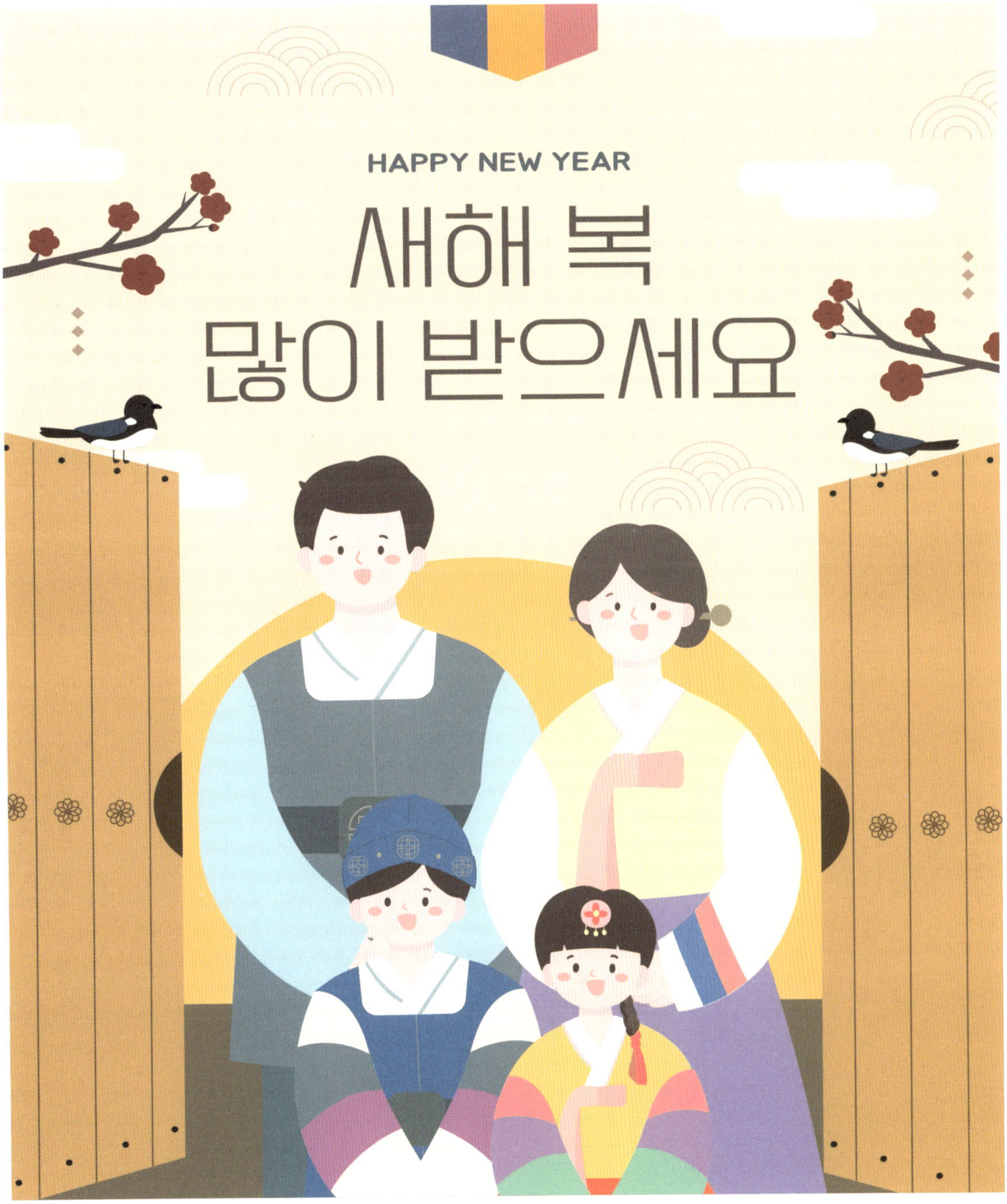

10 숨은 낱말을 찾아보요

🔔 멋진 겨울 풍경 속에 낱말 한 개가 숨어 있어요. 탈것 이름 낱말 한 개를 찾아 써 보세요.

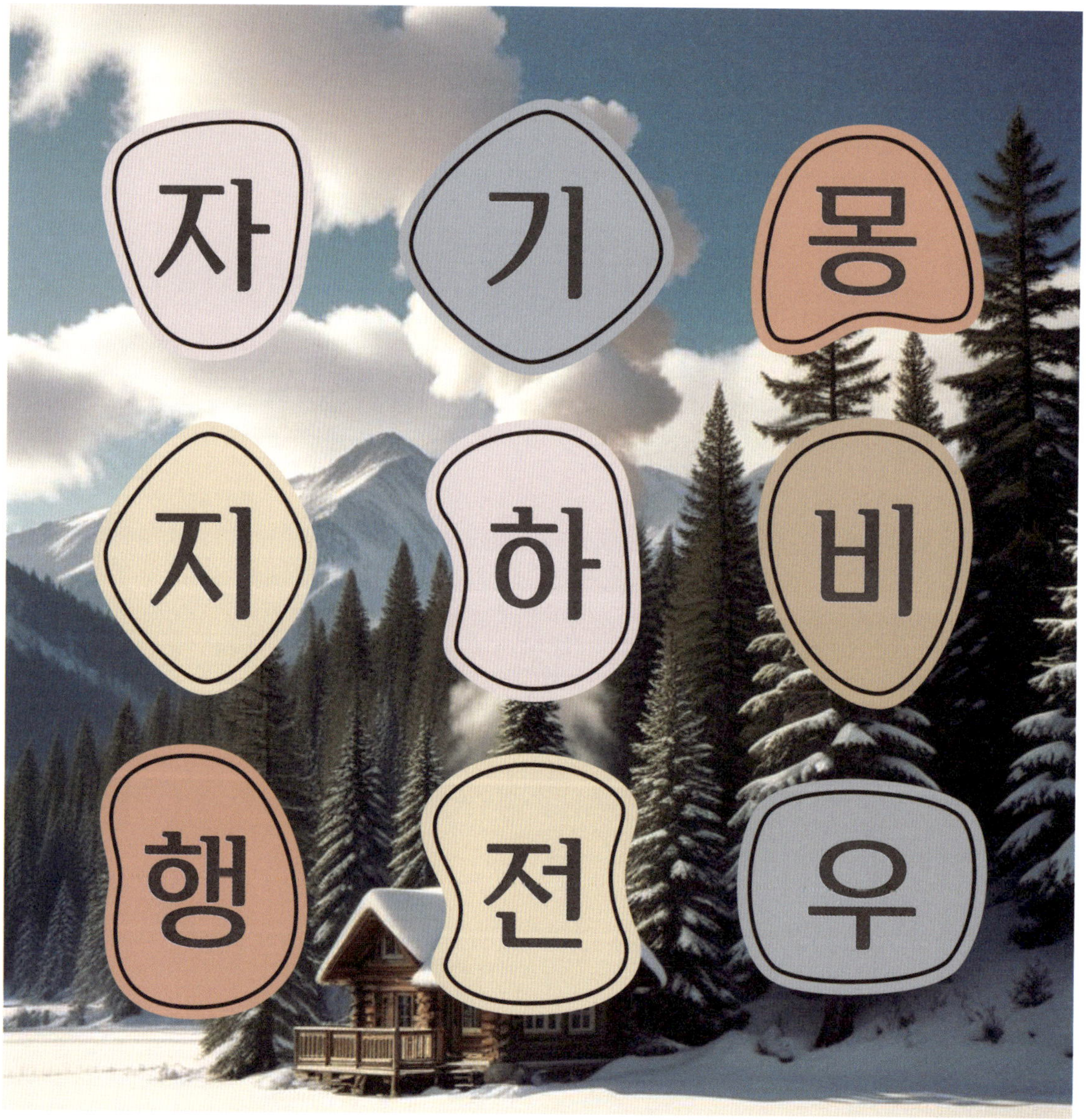

자 기 몽
지 하 비
행 전 우

탈것 이름: _____

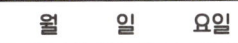

11 시간을 알아보요

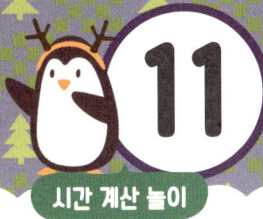

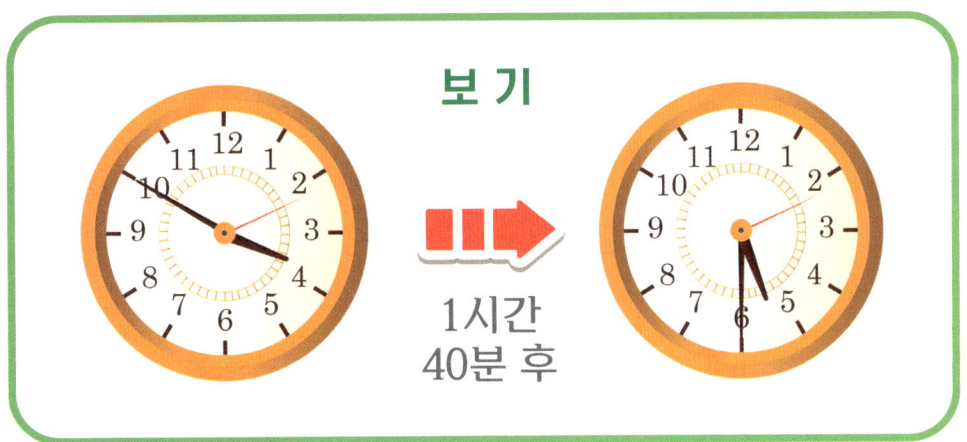

🔔 보기와 같이 1시간 40분 후를 가리킨 시계는 몇 번인가요?

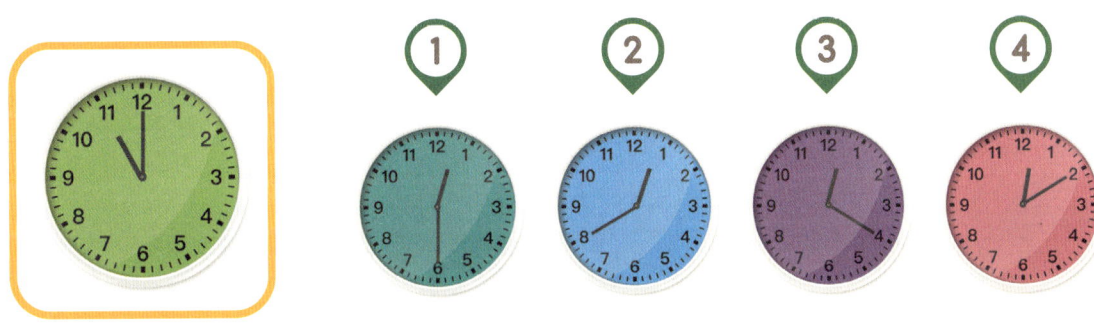

🔔🔔 시간을 계산하여 정답을 그려 보세요.

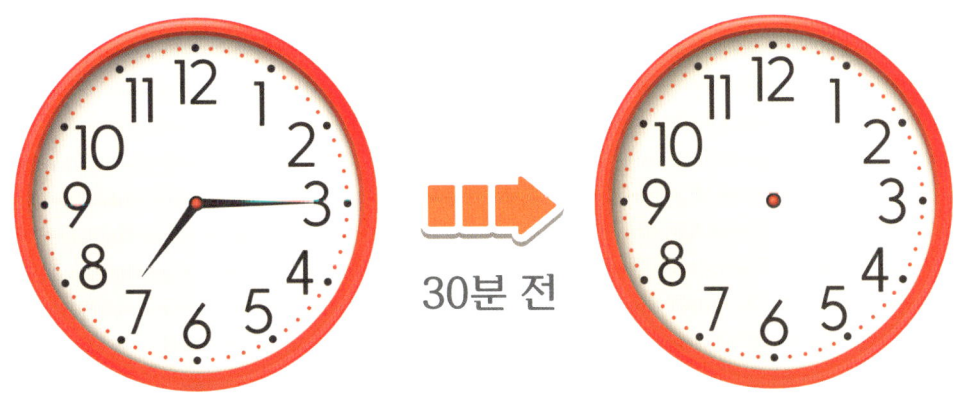

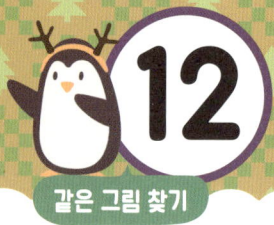

12 같은 그림을 찾아봐요

월 일 요일

집중력

 알록달록 달콤한 디저트가 많이 있어요. 같은 디저트 두 개를 찾아 ○해 보세요.

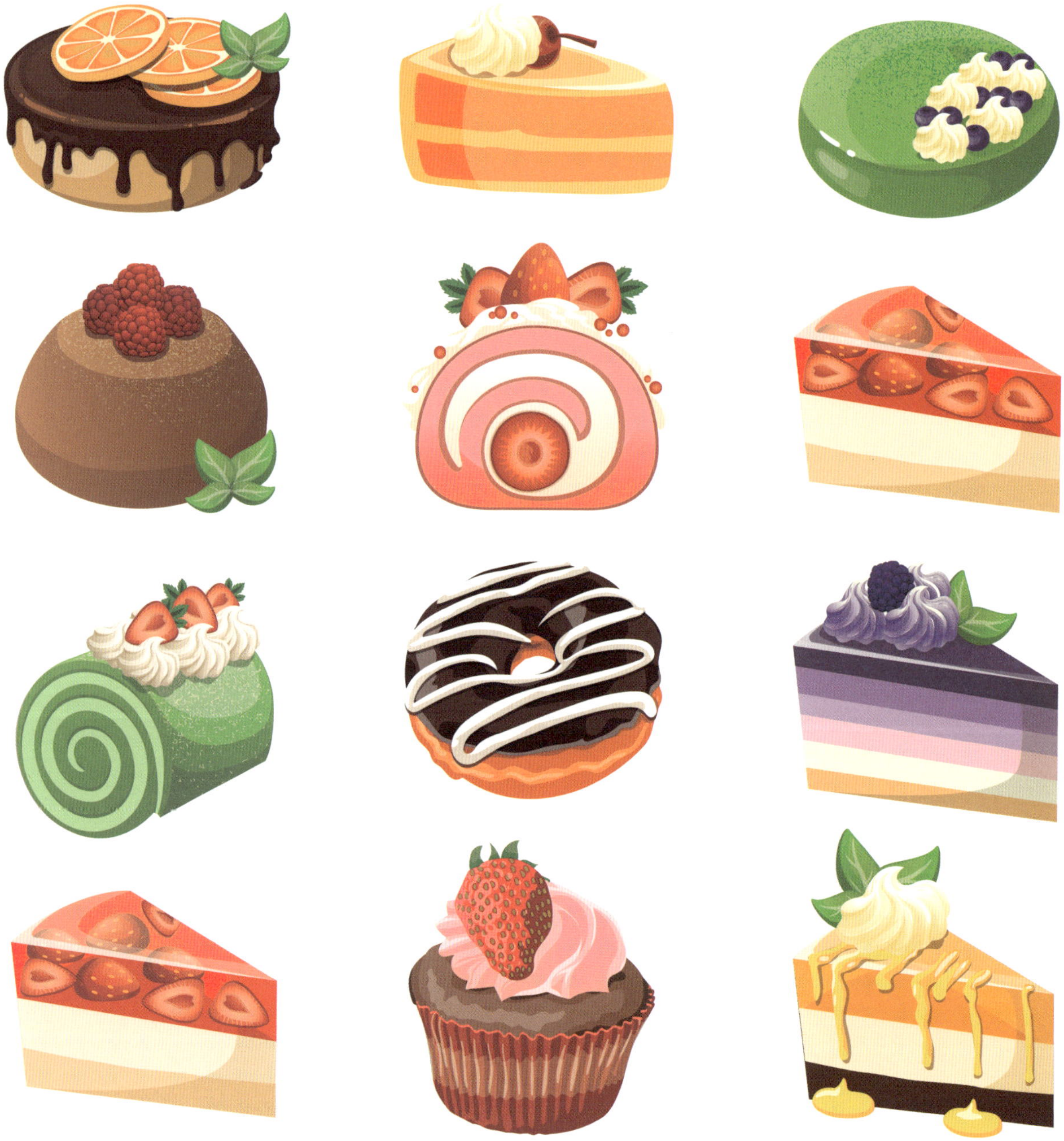

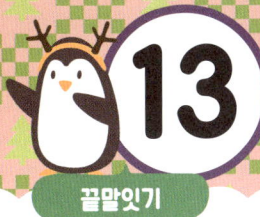

13 낱말의 끝말을 이어 봐요

🔔 제시어를 보고 화살표를 따라 끝말잇기를 해 보세요.
순서대로 빈칸을 채워 보세요.

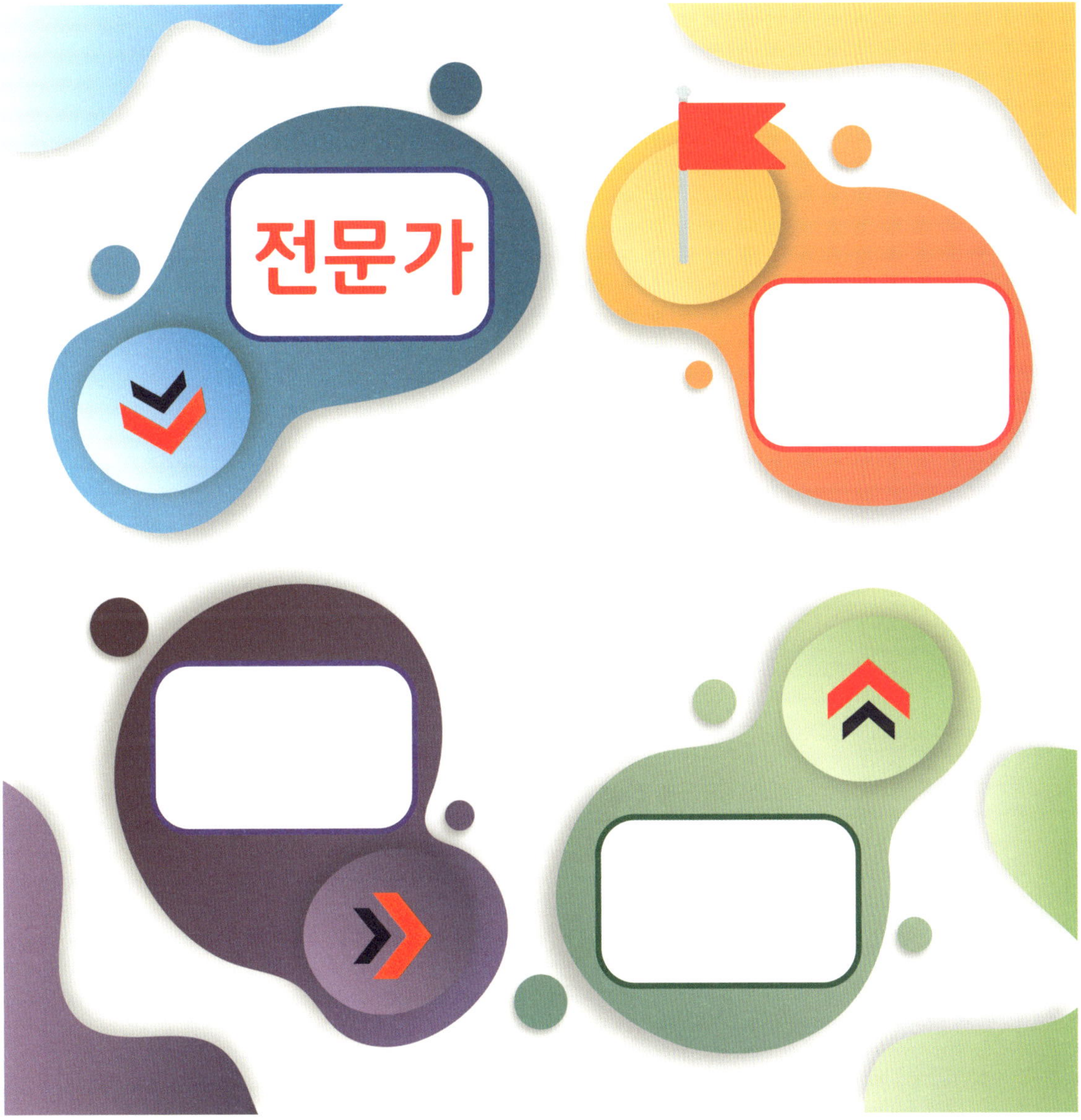

전문가

14 없는 수를 찾아봐요

없는 수 찾기

수리력

 1~18의 수가 있어요. 없는 수 두 개를 찾아보세요.

01 02 03 04

05 06 08 09

10 11 12 14

15 16 17 18

두 개의 답 중 큰 수에서 작은 수를 빼면 홀수인가요? 짝수인가요?

☐ - ☐ = ☐

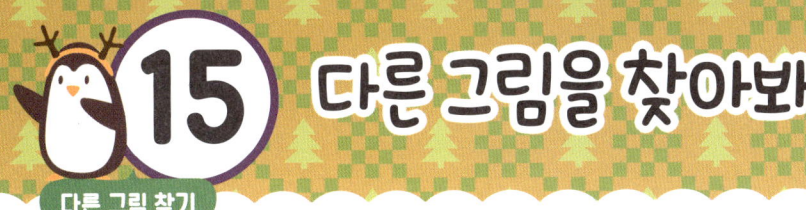

월 일 요일

15 다른 그림을 찾아봐요

다른 그림 찾기

집중력

하늘에 알록달록 예쁜 연들이 많이 날고 있어요. 다른 연 두 개를 찾아보세요.

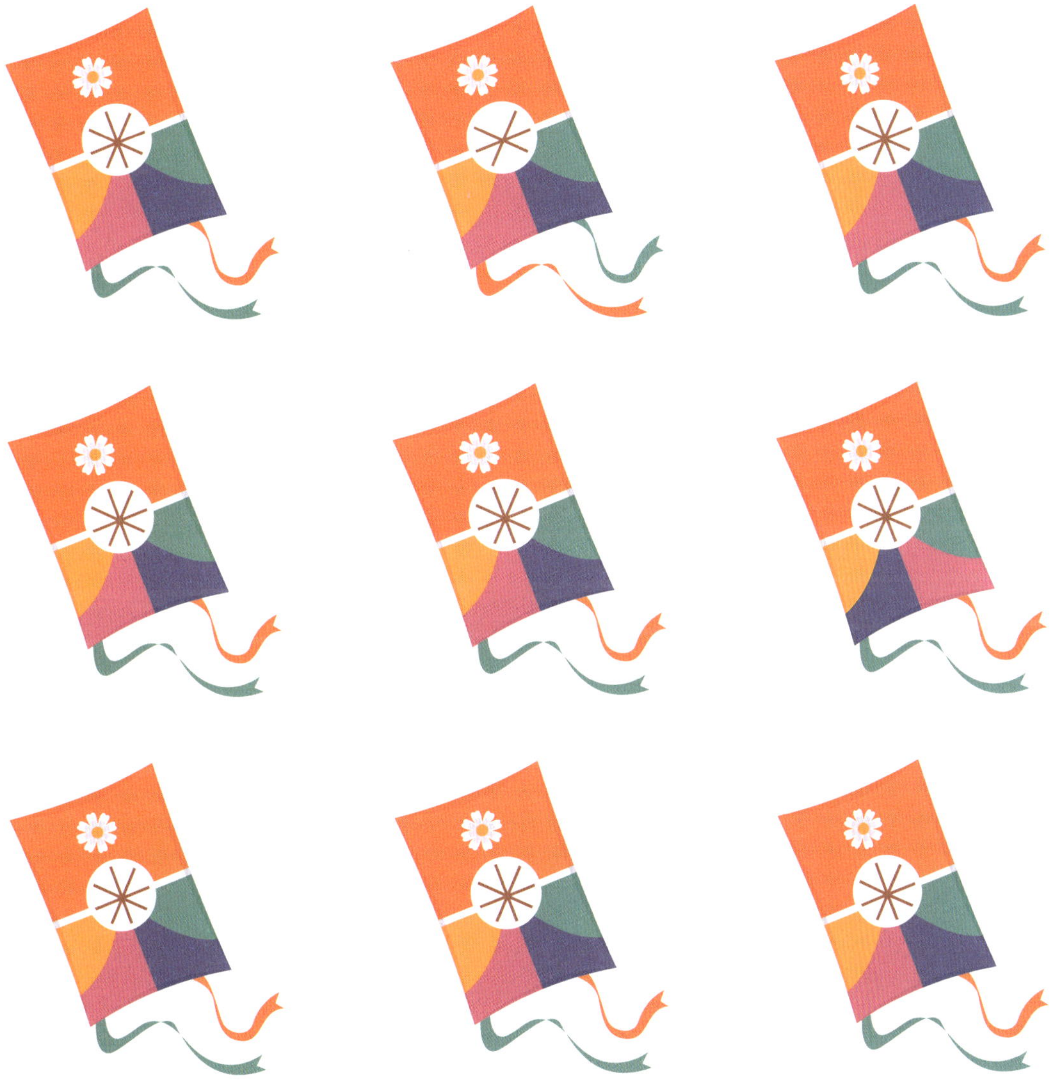

다른 그림의 어느 부분이 어떻게 다른지 말해 봐요.

> 알수록 재미있는 건강 지혜

뇌파가 변하면
몸의 병도 낫는다

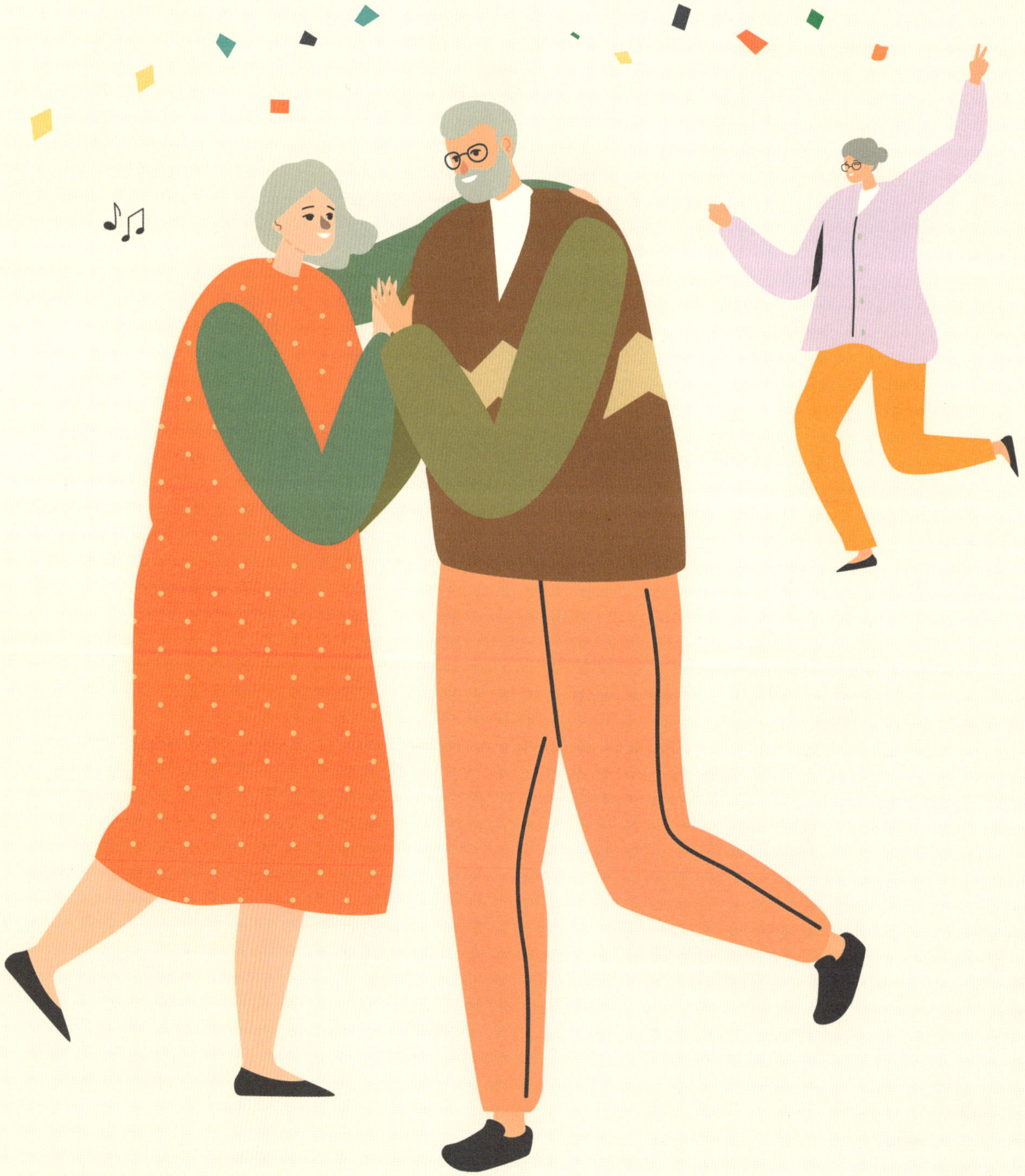

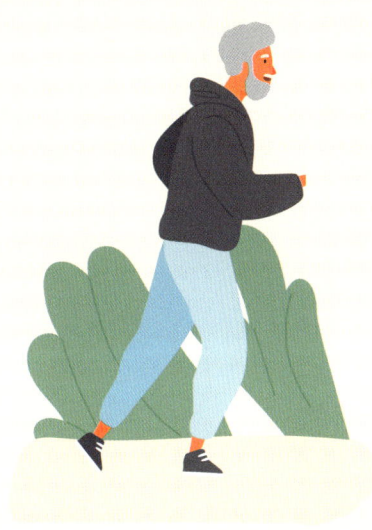

일본의 저명한 의사인 하루야마 시게오 박사에게 당뇨와 통풍을 앓는 40대 남성 환자가 찾아왔습니다. 환자는 조깅을 좋아했는데 무릎을 다쳐 운동을 못 하니 건강 상태가 최악이라고 말했습니다.

의사는 환자에게 "상상 속에서 마음껏 달려 보세요. 효과가 있습니다."라고 말했습니다. 그 환자는 믿기지 않았지만 제대로 움직일 수 없는 상황이었기 때문에 의사의 말대로 실천했고, 즐겁게 달리는 자신의 모습을 상상하여 마침내 건강을 되찾았습니다. 200mg/dL 이상이던 혈당치가 150mg/dL 이하로 떨어졌고, 요산치도 정상을 회복하였습니다. 상상 조깅이 실제 치유 작용을 한 것입니다.

시게오 박사는 저서 <뇌내혁명>을 통해 '긍정적인 생각을 하면 뇌에서 분비되는 물질이 바뀌면서 몸과 마음이 건강해진다'고 강조합니다. 즐거운 상상을 할 때 뇌파가 쉽게 알파파로 변하고, 심신이 건강하게 변하기 때문입니다.

알파파는 마음이 안정되고 편안할 때 나오는 뇌파로 명상을 하거나 창의적이고, 즐거운 일이 있을 때 급증합니다.

반대로 마음이 복잡하고 불안할 때는 '베타파'가 주로 나옵니다. 베타파가 많더라도 밝고 즐거운 생각으로 바꾸면 뇌파도 변합니다.

무슨 생각을 할 때 마음이 가장 편안하고 즐거운지는 사람마다 다르지만, 자신에게 즐거운 감정을 불러일으키는 대상을 집중해서 떠올리면 마음이 밝아지는 것과 더불어 몸도 치유되는 것입니다.

즐겁고, 긍정적인 마음일 때 몸의 병도 자연히 치유됩니다.

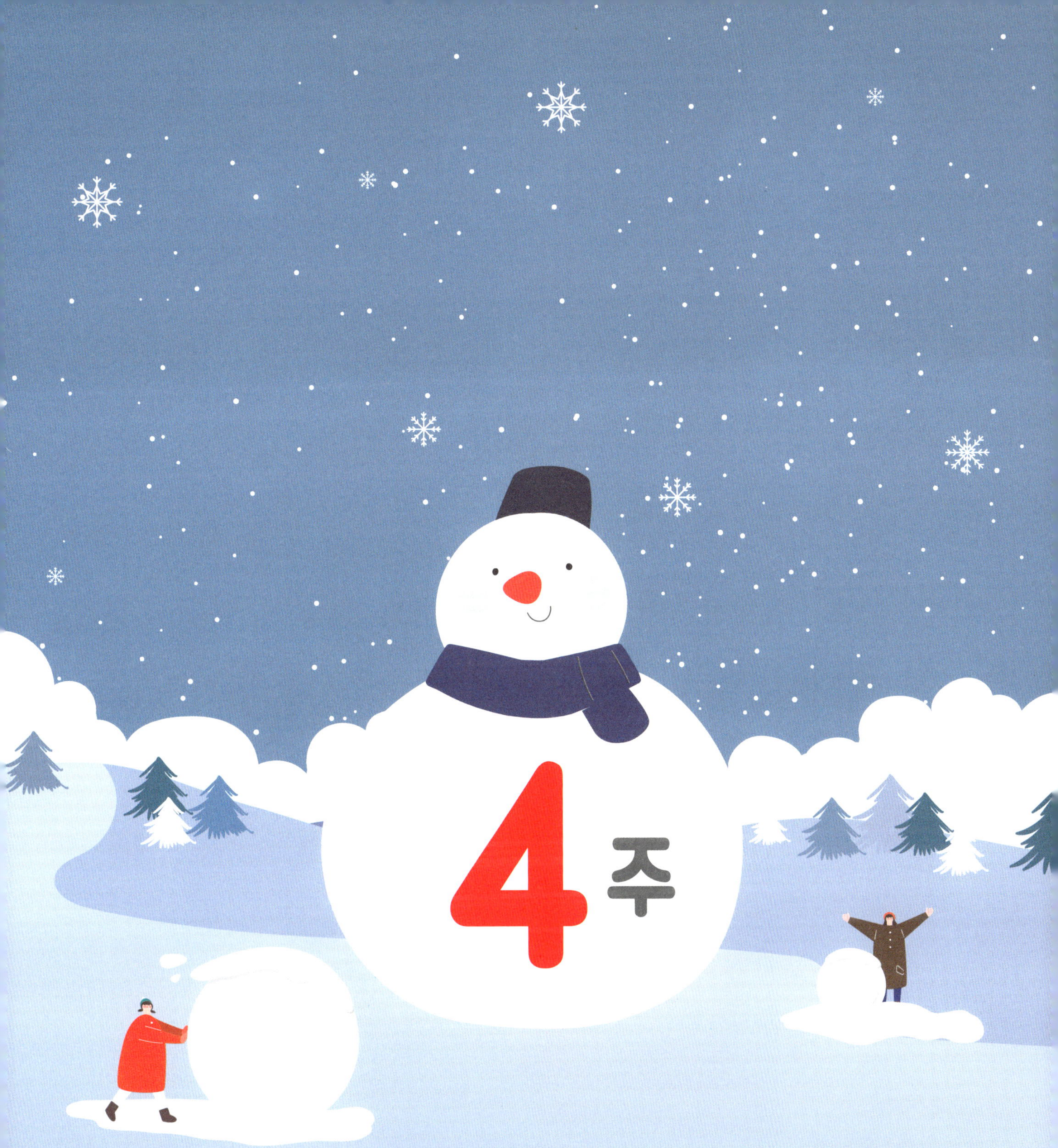

4주

교재와 함께 즐기는
〈탑클래스 두뇌발전소〉 유튜브 두뇌 건강 게임

두뇌 건강을 증진하고 인지 능력을
고루 발달시키는
다양한 두뇌게임 모음

짧은 시간 안에 두뇌의 복합적 능력을
향상시키는
다양한 두뇌게임 심화버전 모음

1 친구를 소개해 봐요

 저는 오늘 친구 영숙이와 함께 버스를 타고 시장에 다녀왔어요.

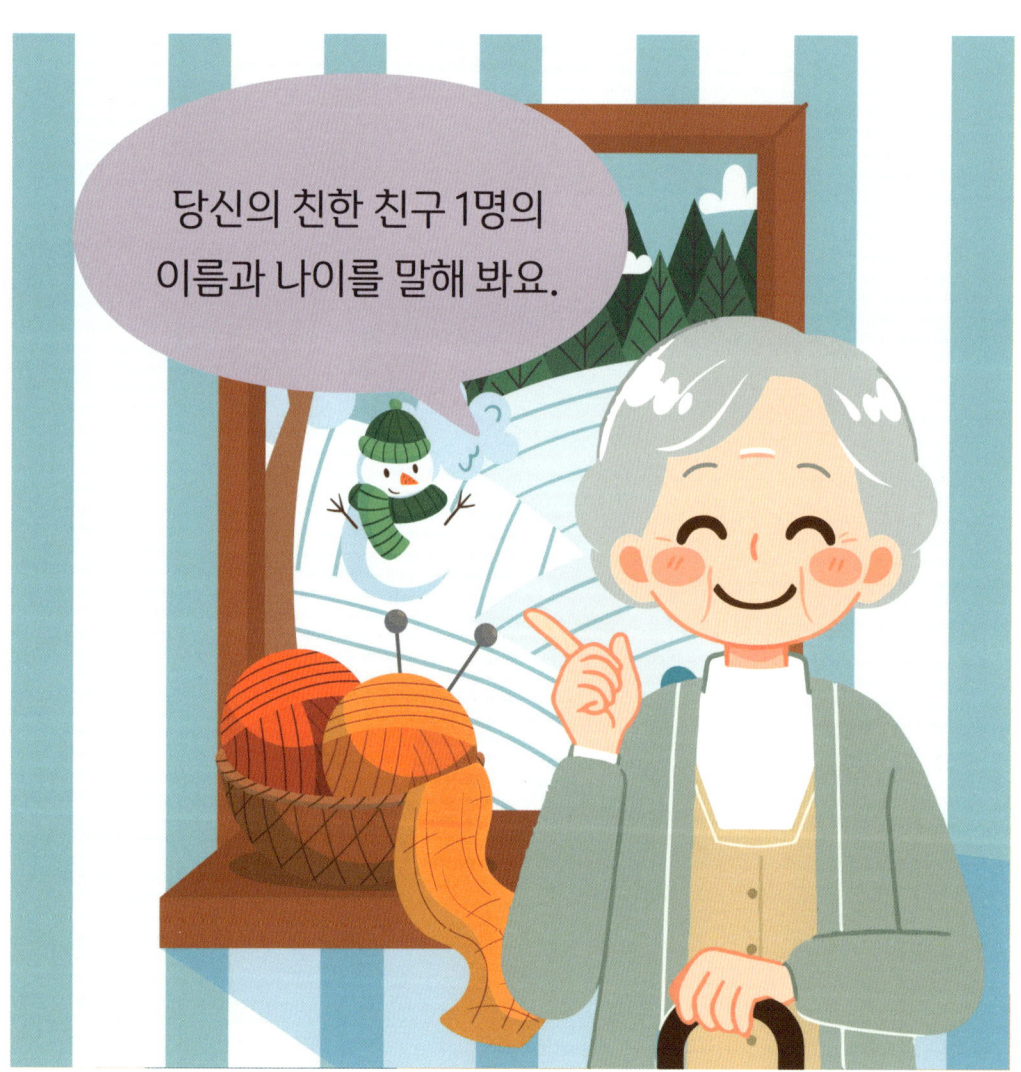

내 친구 이름: _____

내 친구 나이: _____

2 그림자를 찾아봐요

 보기 속 코끼리 그림에 해당하는 그림자를 찾아보세요. 몇 번인가요?

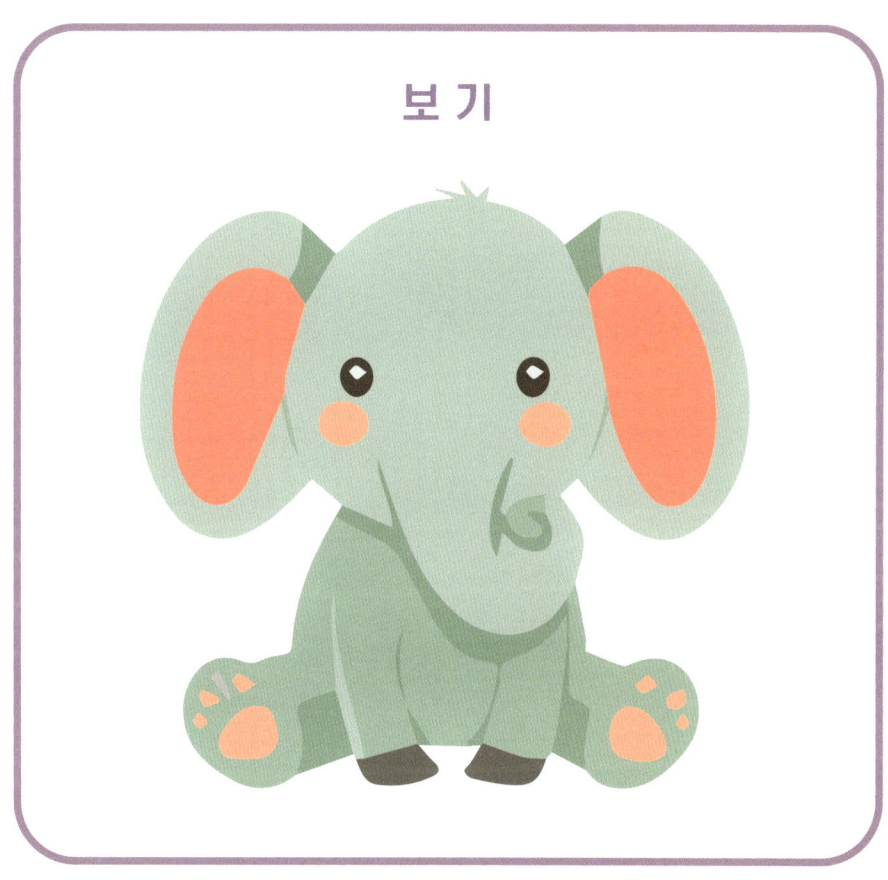

보기

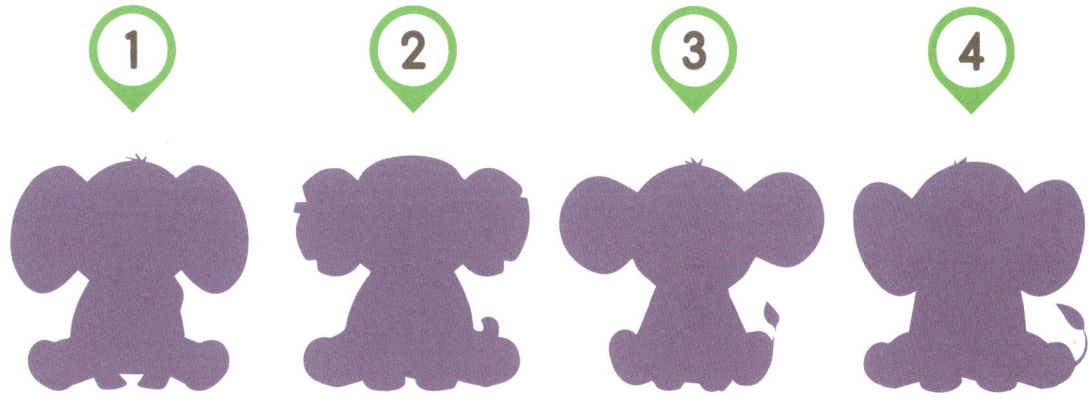

① ② ③ ④

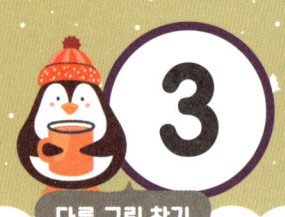

3 다른 그림을 찾아봐요

 반짝반짝 멋진 보물이 들어 있는 보물 상자가 많이 있어요.
다른 그림 두 개를 찾아보세요.

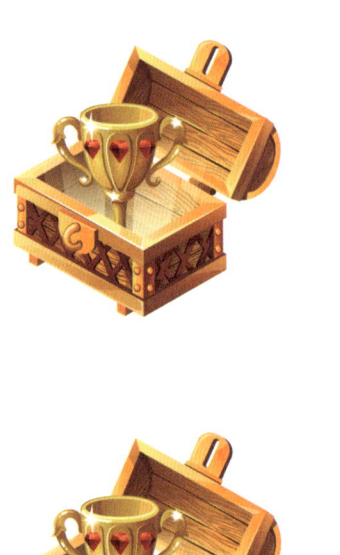 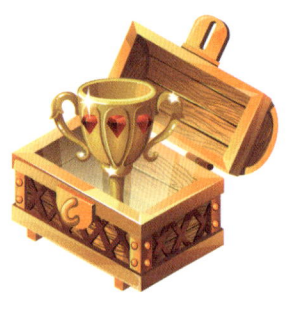 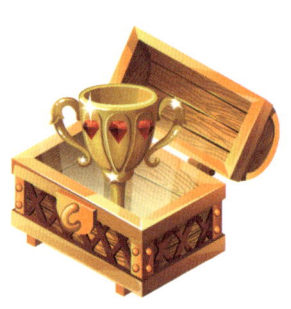
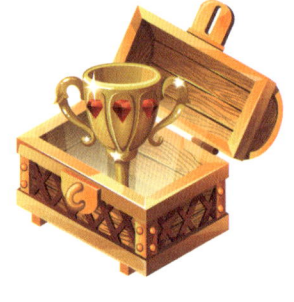 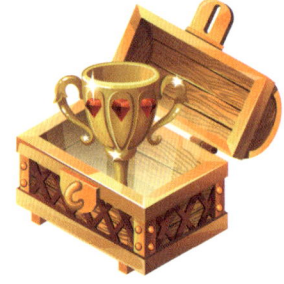 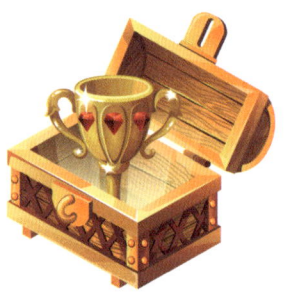
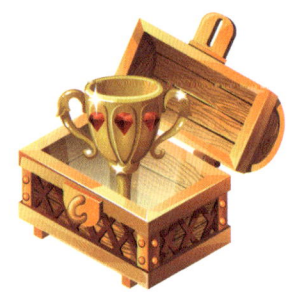 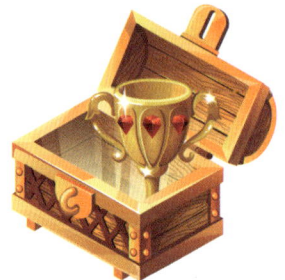 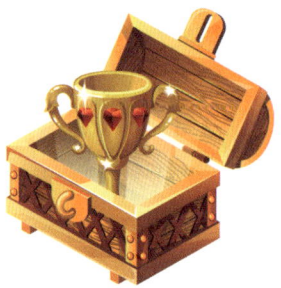

 내가 가진 가장 소중한 보물은 무엇인가요?

4. 숨은 낱말을 찾아봐요

낱말 찾기 | 언어력

🔔 눈이 내린 숲속에 세 글자 낱말 한 개가 숨어 있어요.
김치 이름 낱말 한 개를 찾아 써 보세요.

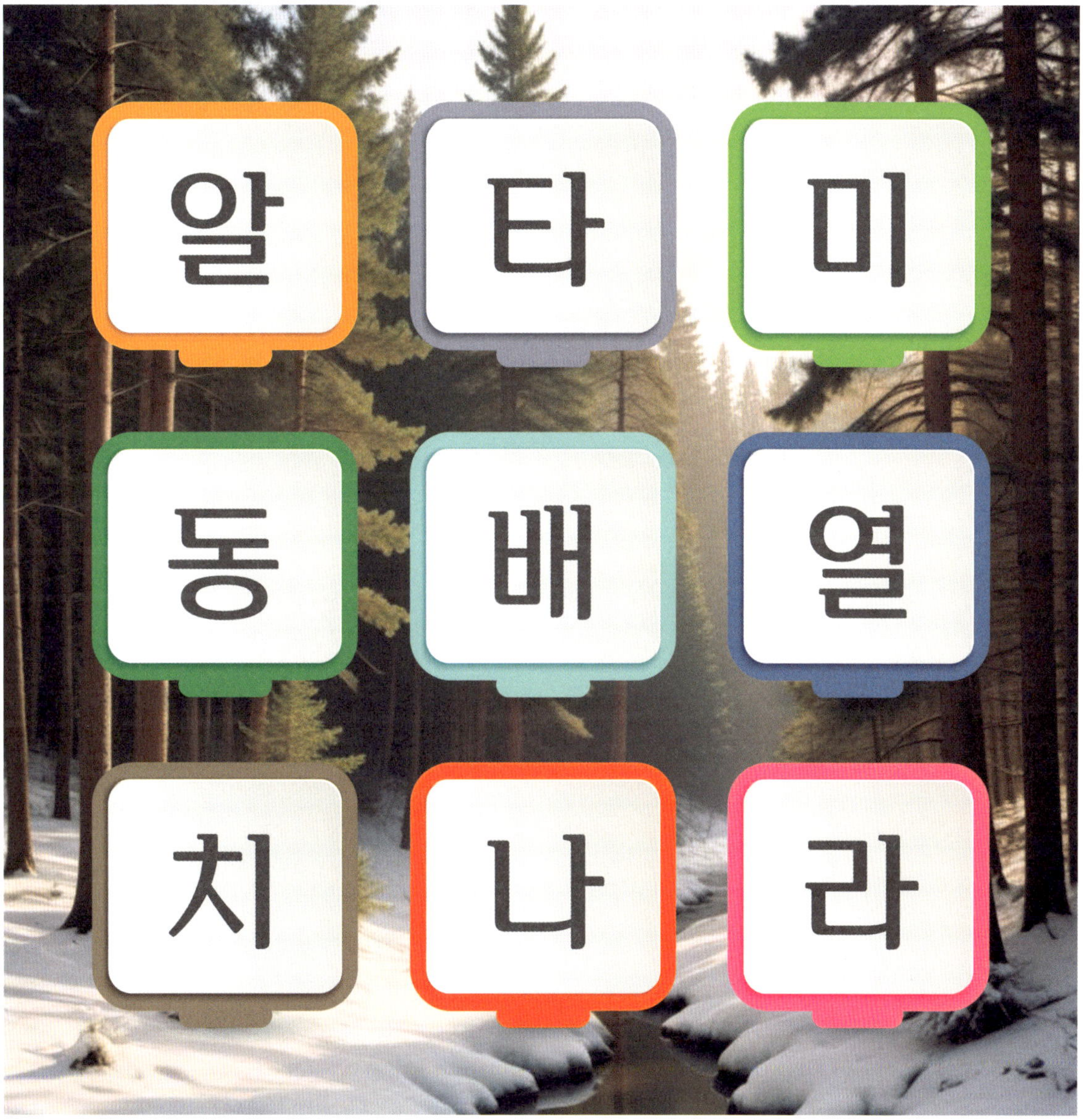

알	타	미
동	배	열
치	나	라

김치 이름: _____

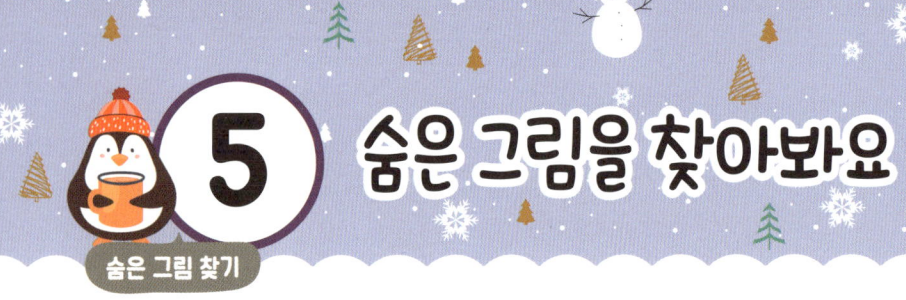

5 숨은 그림을 찾아봐요

🔔 냉장고 속에 맛있는 음식들이 들어 있어요. 아래 그림과 같은 것을 오른쪽 페이지에서 찾아 ○해 보세요.

🔔🔔 아래 그림은 어떤 것의 일부인지 해당하는 물건들을 오른쪽 페이지에서 찾아보세요.

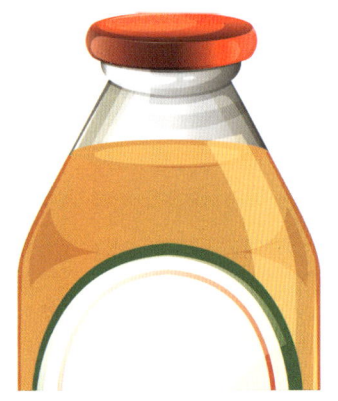
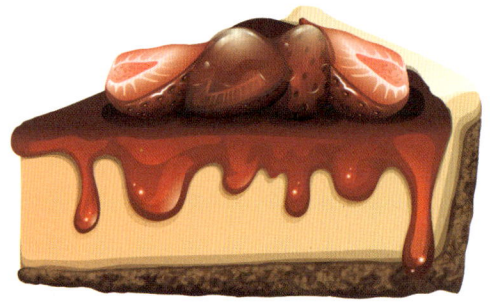

ICE CREAM
FRESH
PEAS
Spaghetti
NO.1
Orange Juice

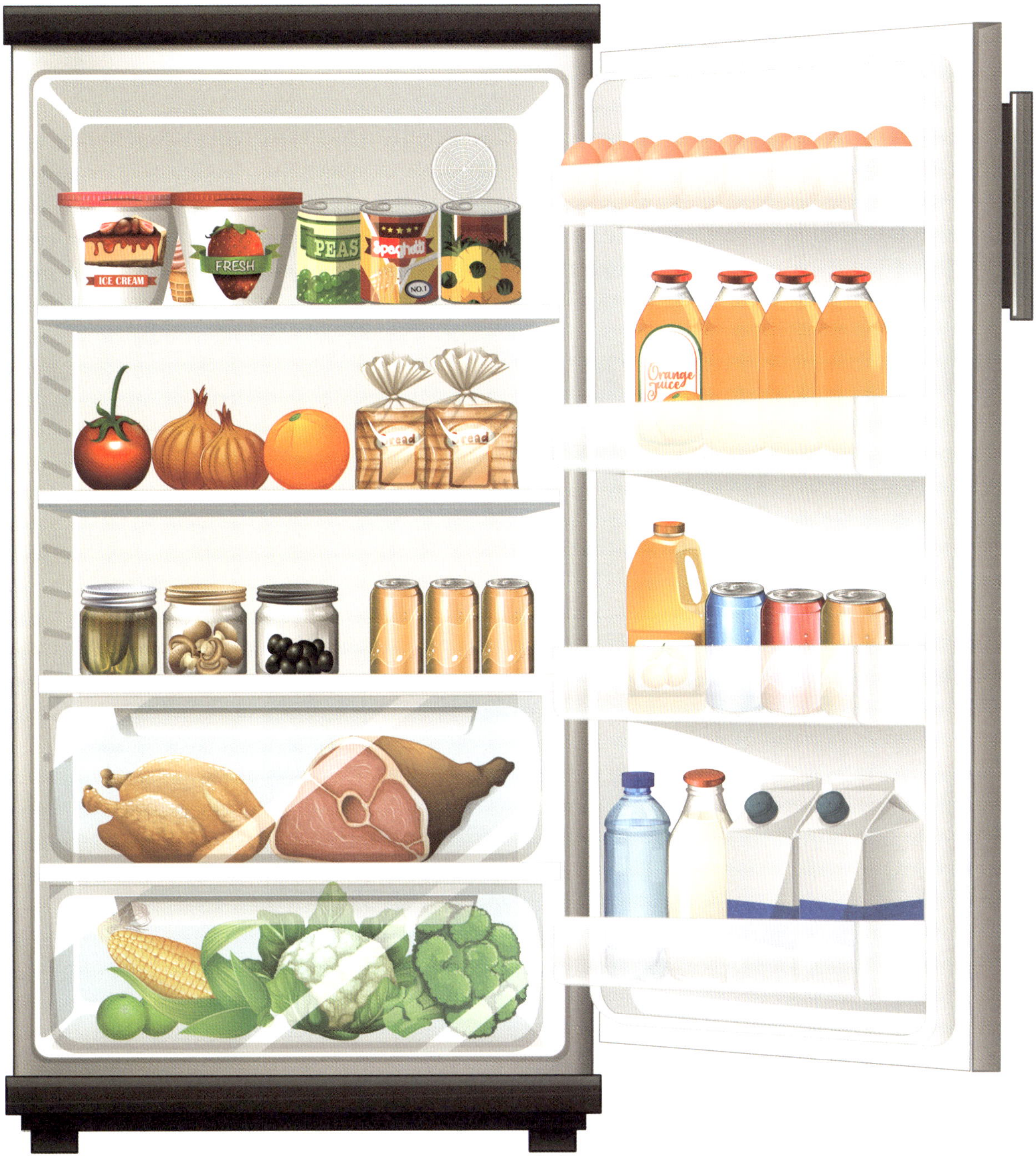

숫자 빨리 짚기

6 수를 순서대로 짚어 봐요

월 일 요일

순발력

31~46의 수가 있습니다. 작은 수부터 순서대로 빠른 시간 내에 짚어 보세요.

31	42	34	40
37	44	36	43
39	32	46	41
35	45	38	33

7 자세히 관찰하고 기억해 봐요

관찰 퀴즈

기억력

 아래 그림을 잘 관찰해 주세요. 뒷장에 퀴즈가 있습니다.

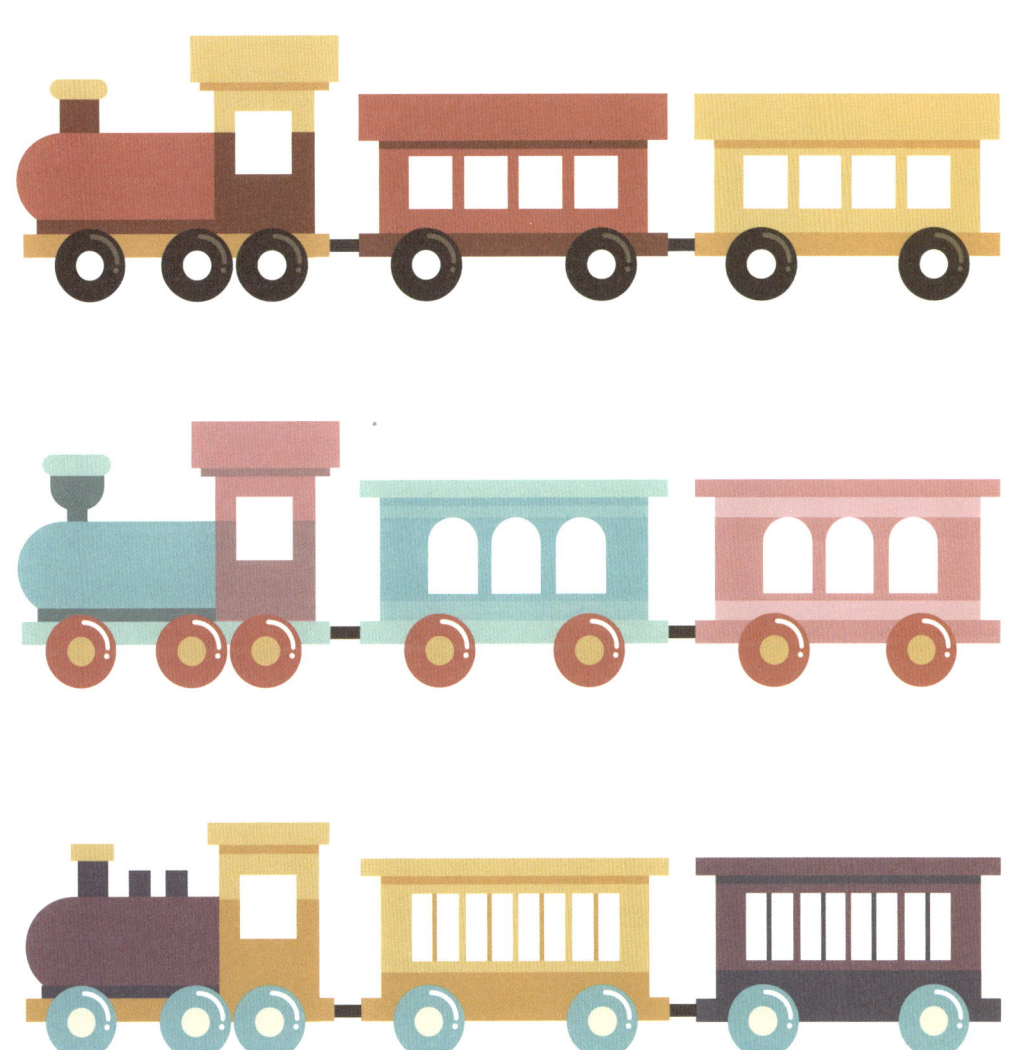

 60초가 지났어요. 천천히 페이지를 넘겨 보세요.

7 관찰한 것을 기억해 봐요

🔍 앞서 관찰한 그림에서 이 기차는 어디에 있었나요?

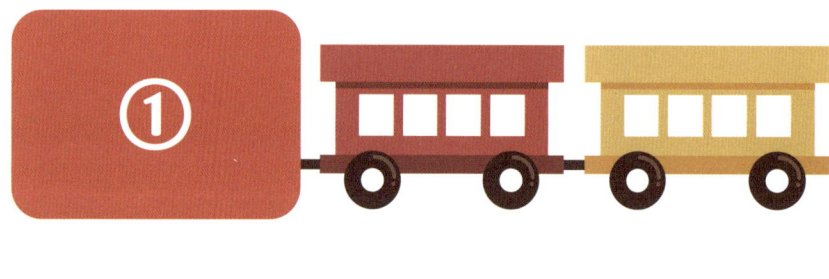

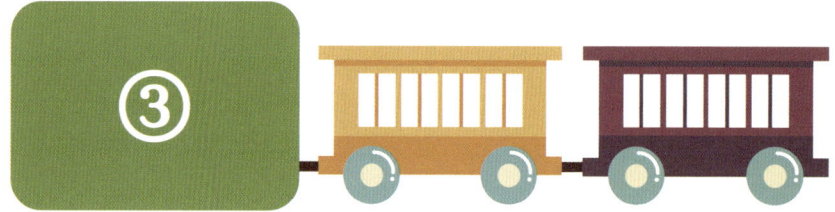

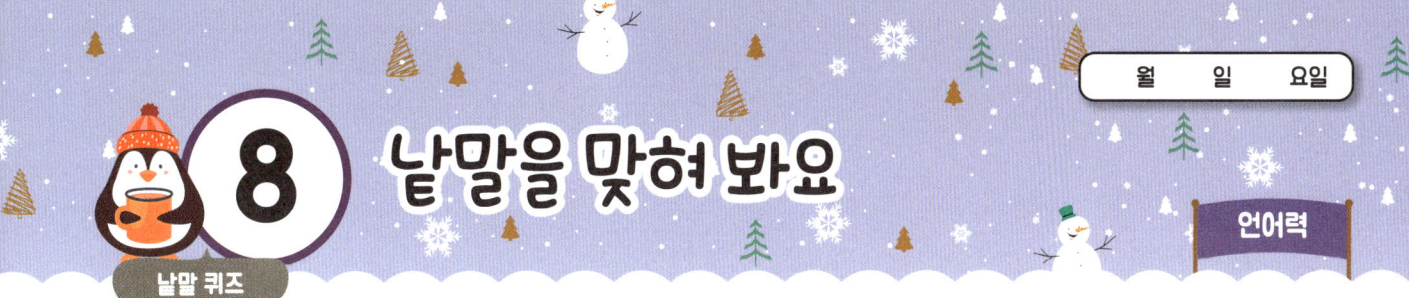

8 낱말을 맞혀 봐요

🔔 **주어진 힌트를 참고하여 낱말을 완성해 보세요.**

1. 빈칸을 채워 보세요. 채소 이름

2. 빈칸을 채워 보세요. 힌트 꽃 이름

3. 빈칸을 채워 보세요. 힌트 새 이름

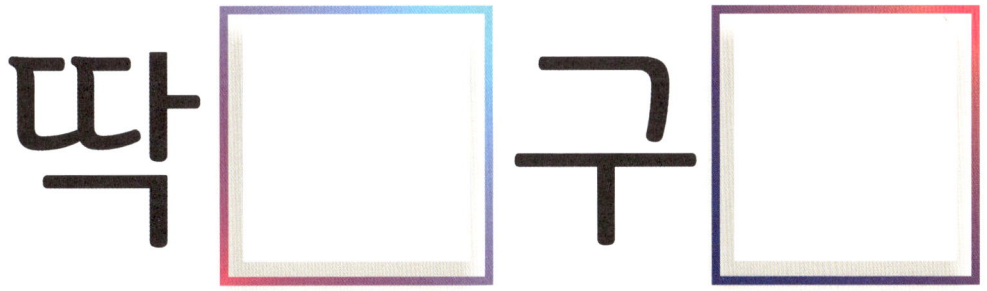

9 서로 다른 곳을 찾아봐요

서로 다른 곳 찾기

예쁜 가구들로 꾸며진 거실이 있어요. 서로 다른 세 곳을 찾아 ○해 보세요.

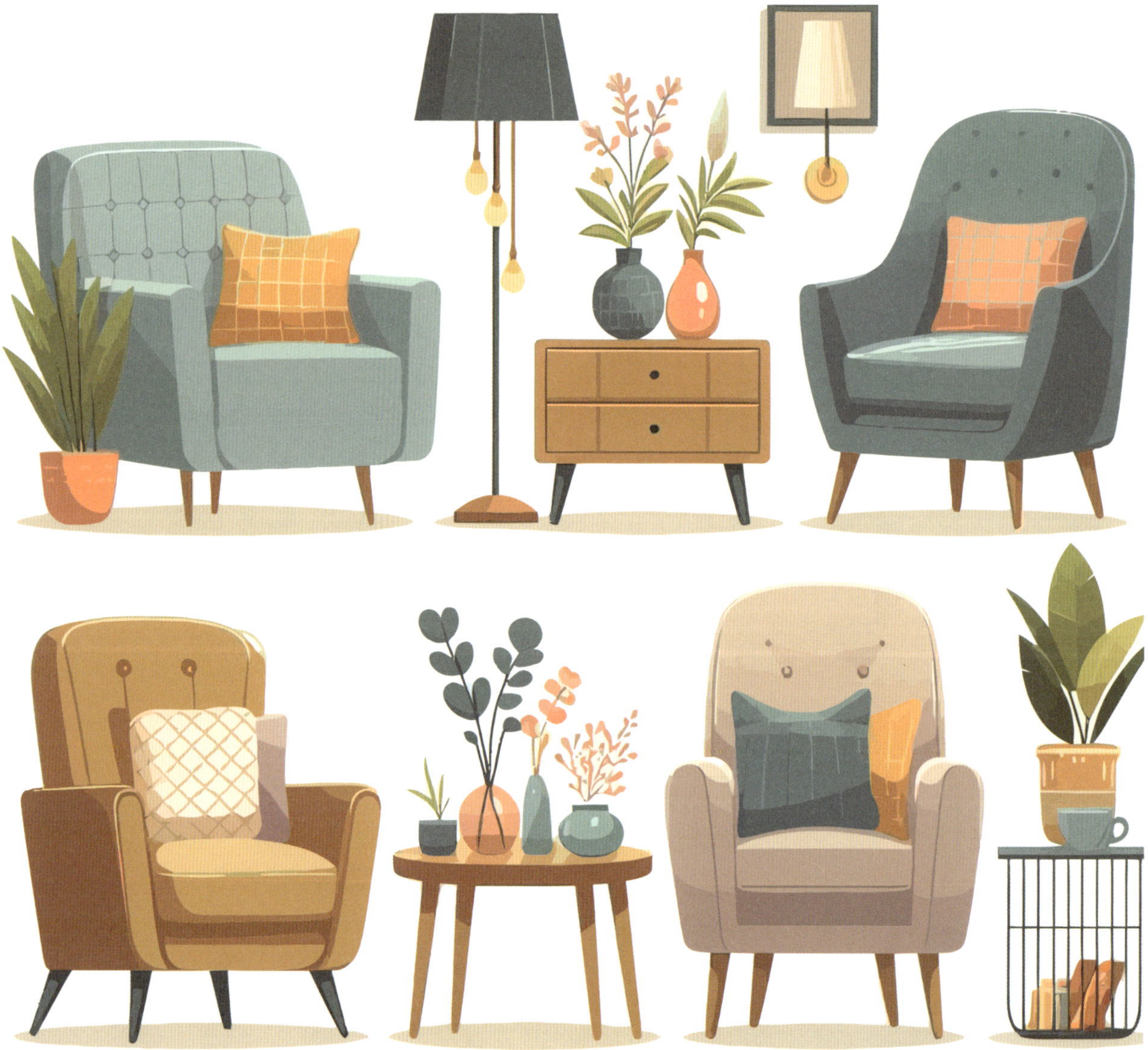

🔔🔔 양쪽 그림에 있는 의자는 모두 몇 개인가요?

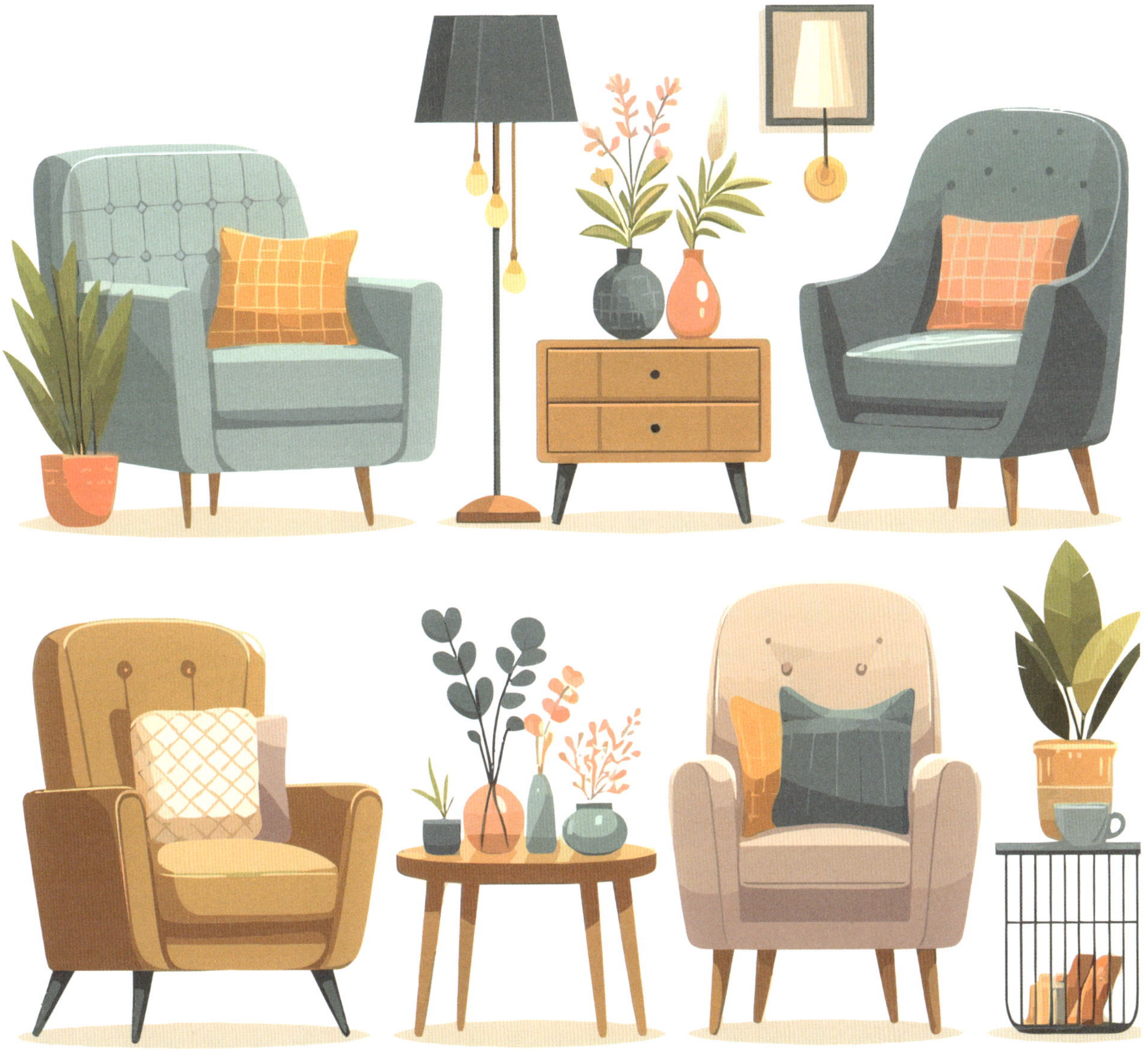

87

10 숨은 낱말을 찾아봐요

낱말 찾기

🔔 눈이 내려 운치 있는 계곡에 세 글자 낱말 한 개가 숨어 있어요. 동물 이름 세 글자 낱말 한 개를 찾아 써 보세요.

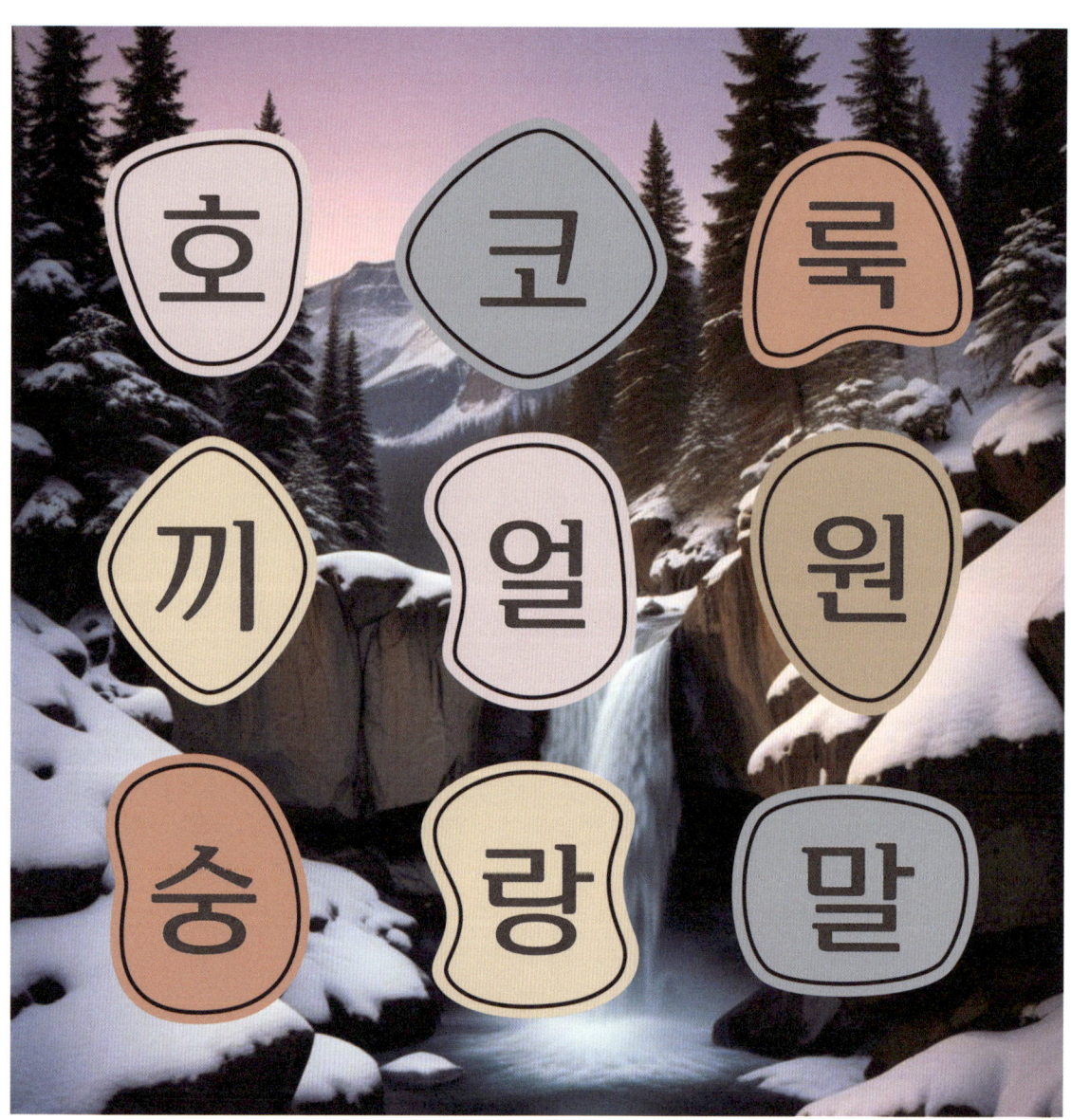

세 글자 동물 이름: _____

11 거리와 요금을 계산해 봐요

 서울에 사는 건강 씨가 동창회 참석 차 시외버스를 타고 인천에 갔습니다. 친구들과 즐거운 시간을 보낸 건강 씨는 오랜만에 귀여운 손자의 얼굴을 보기 위해 큰딸이 사는 수원으로 버스를 타고 갔습니다.
큰딸 집에서 하룻밤을 자고, 버스로 세종에 있는 막내아들 집에 갔습니다.

건강 씨가 서울에서 세종까지 버스로 이동한 총거리와 요금을 써 보세요.

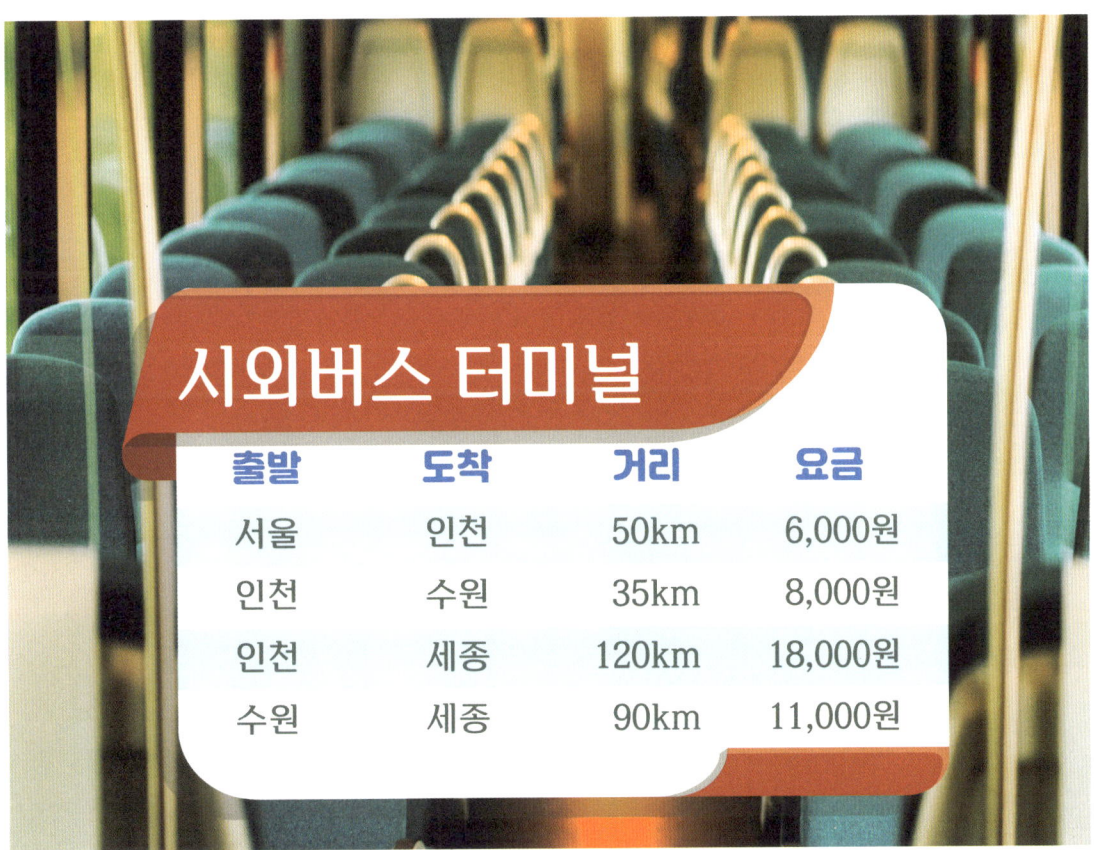

시외버스 터미널

출발	도착	거리	요금
서울	인천	50km	6,000원
인천	수원	35km	8,000원
인천	세종	120km	18,000원
수원	세종	90km	11,000원

총거리: _____ km

총금액: _____ 원

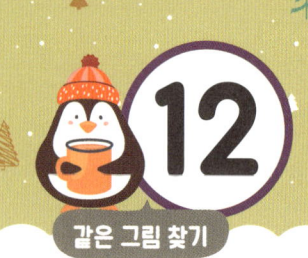

12 같은 그림을 찾아봐요

🔔 추억을 남기는 예쁜 카메라들이 많이 있어요. 같은 그림 두 개씩 두 쌍을 짝지어 보세요.

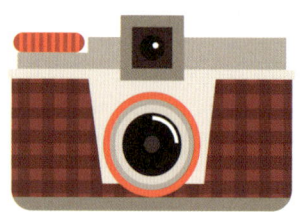 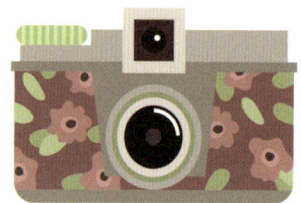 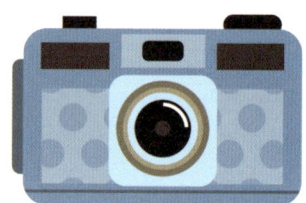
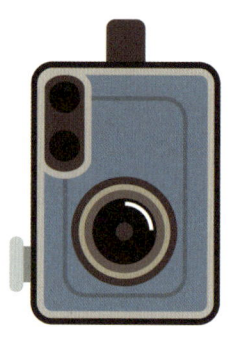 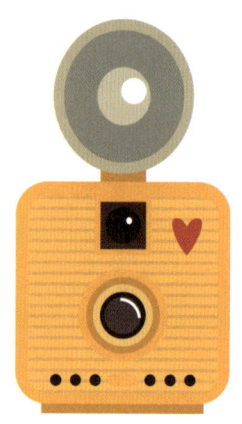 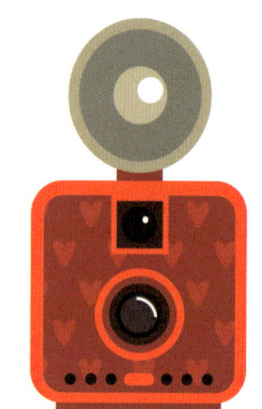
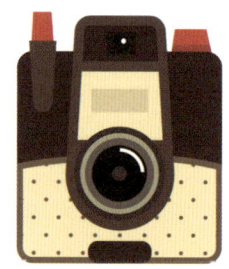 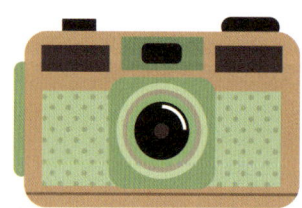 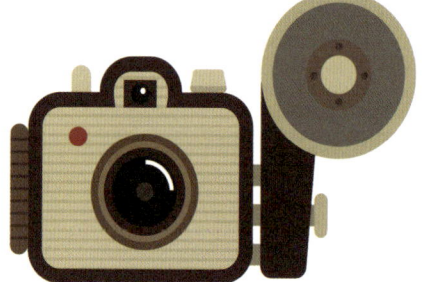
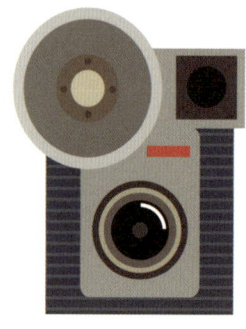 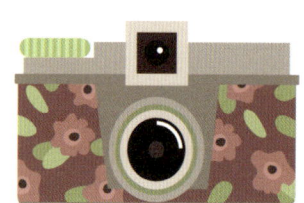 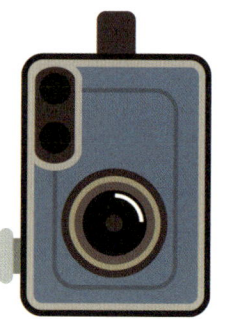

월 일 요일

끝말잇기

13 낱말의 끝말을 이어 봐요

언어력

제시어를 보고 끝말잇기를 이어 가 보세요. 빈칸을 채워 보세요.

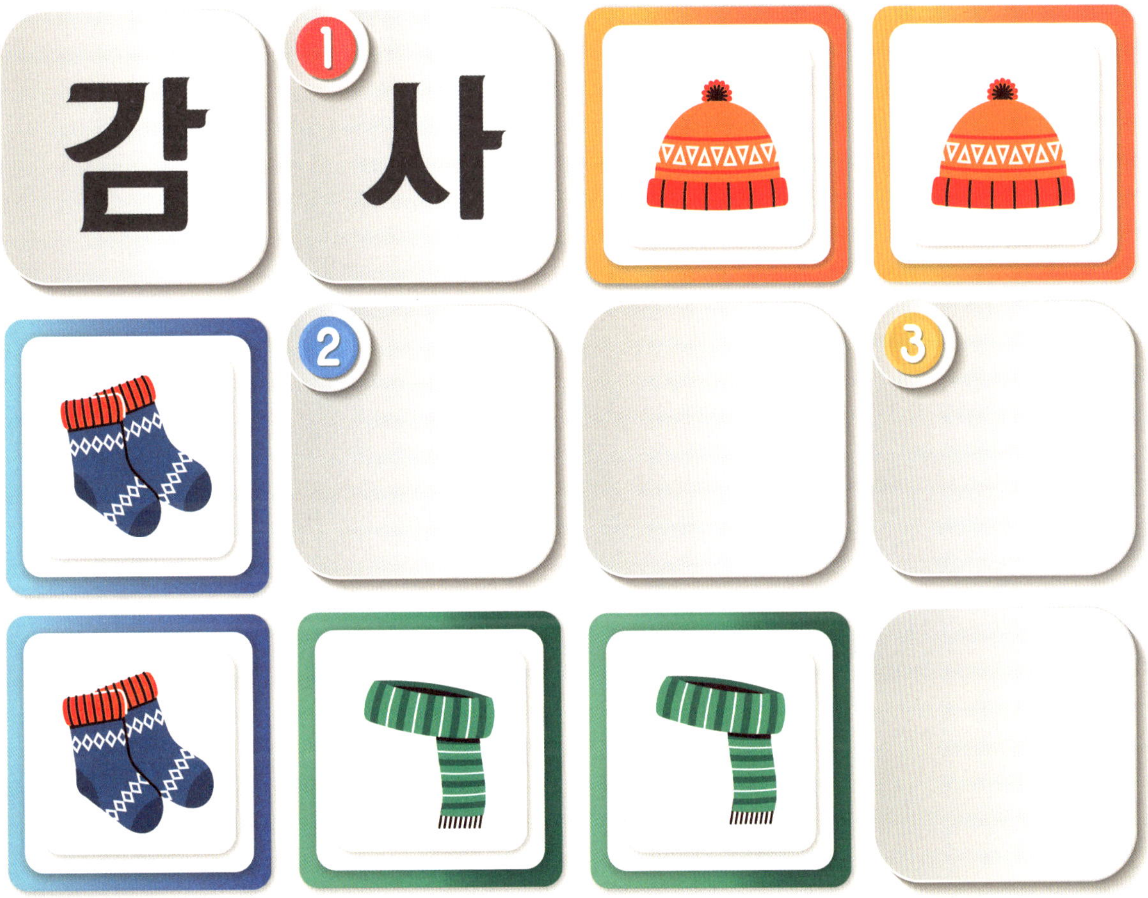

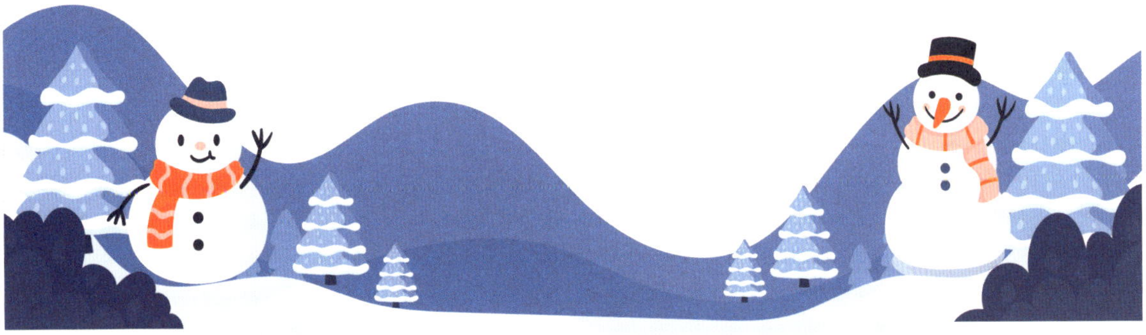

다른 그림을 찾아봐요

집중력

 알록달록 예쁜 가방이 많이 있어요. 다른 가방 한 개를 찾아보세요.

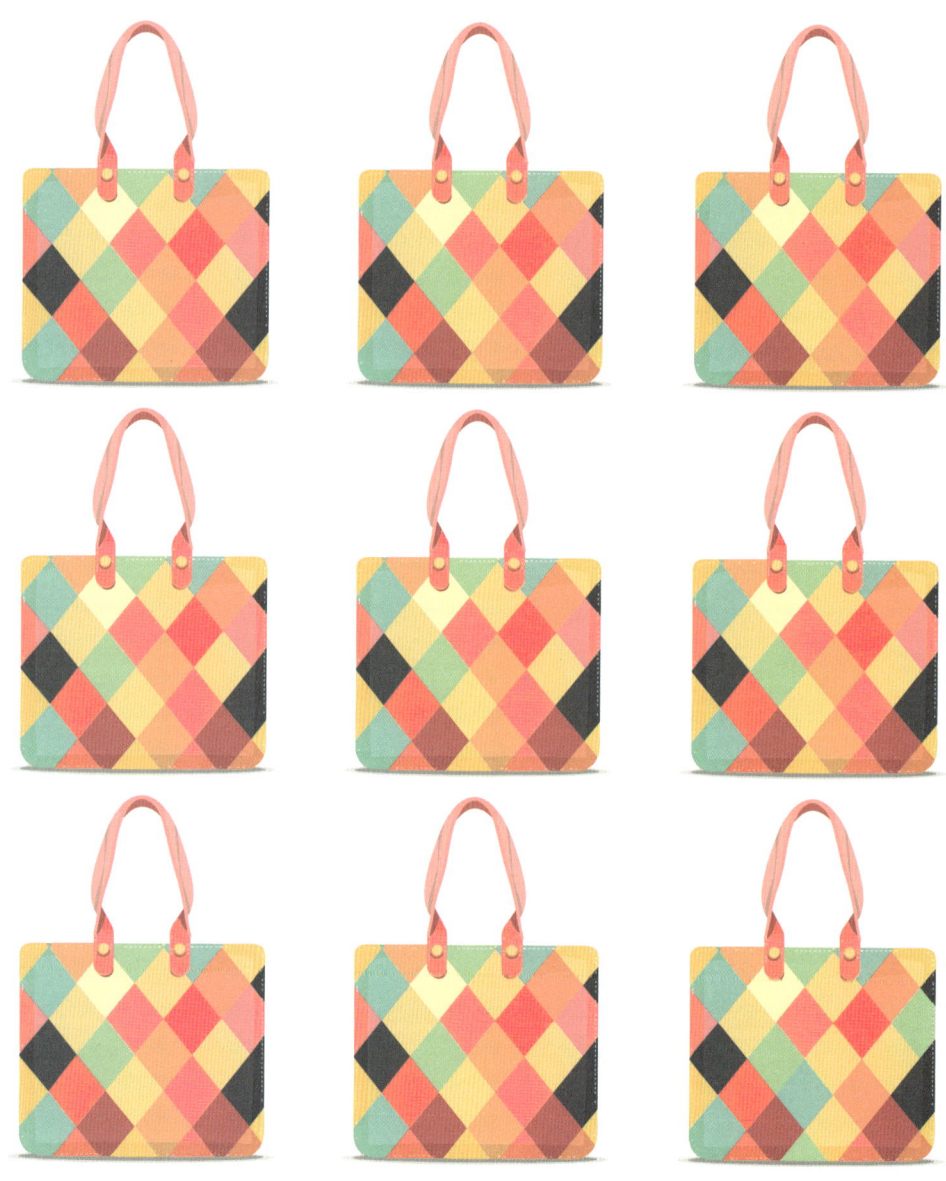

내가 가장 자주 사용하는 가방은 어떤 건가요? 자주 사용하는 이유도 함께 말해 봐요.

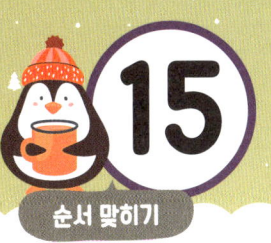

15 순서대로 기억해 봐요

순서 맞히기 · 기억력

 아래 그림과 순서를 잘 관찰하여 기억해 주세요. 뒷장에 퀴즈가 있습니다.

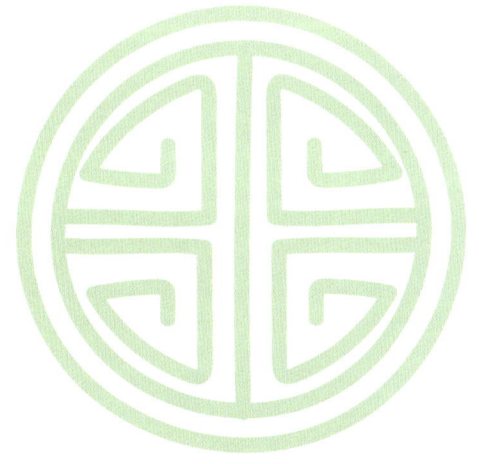

 60초가 지났어요. 천천히 페이지를 넘겨 보세요.

15 관찰한 것을 기억해 봐요

퀴즈 **앞서 관찰한 그림을 순서대로 잘 배열한 것은 어느 것일까요?**

①

②

③

④

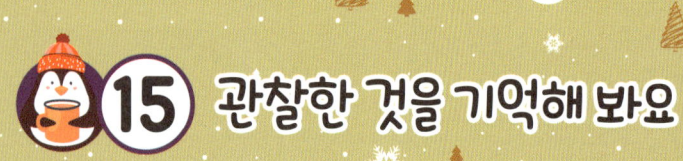

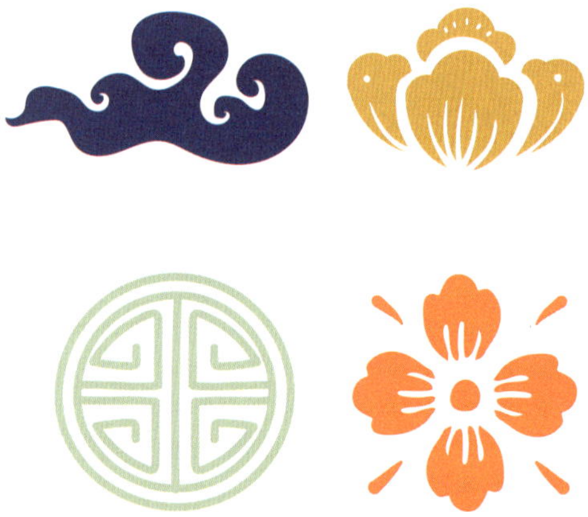

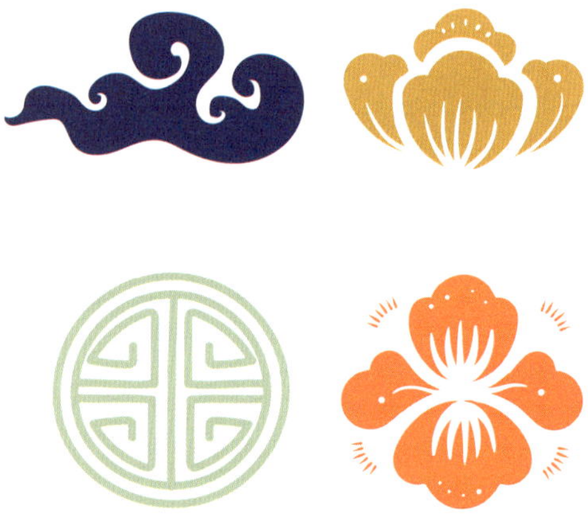

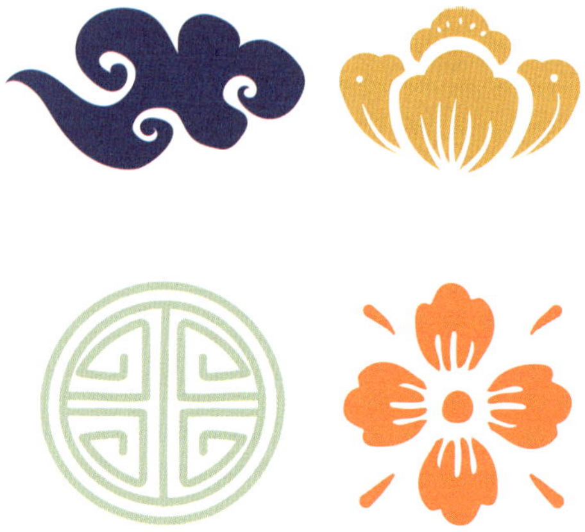

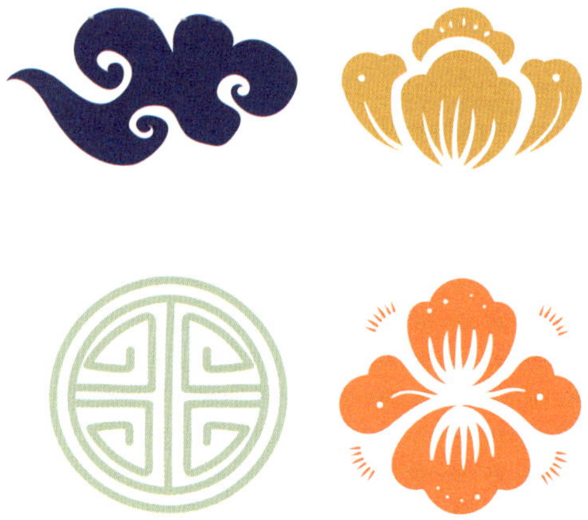

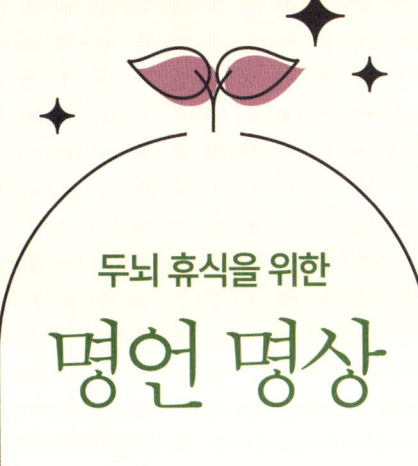

두뇌 휴식을 위한 명언 명상

명언 명상 동영상

명언 명상은 자연의 소리와 함께
명언을 들으며 두뇌를 휴식하는 명상입니다.
방 안의 불을 켜면 어둠은 자연히 일시에 사라지듯,
명언을 3번 반복해서 듣는 동안 마음은 밝아지고, 편안해집니다.
명상을 하면 뇌파는 알파파, 세타파로 변하여
통찰력, 기억력 등 모든 두뇌의 능력이 향상됩니다.

🪷 명상하기

1

편안한 자세로 척추를 펴고 앉습니다.
허리와 어깨의 긴장을 풀어 봅니다.
앉는 자세가 힘드신 분은 눕거나
기대서도 좋습니다. 누워서 하시는 분은
잠들지 않도록 유의합니다.

2

고개를 앞, 뒤, 좌우로 천천히 돌려
목의 긴장을 풉니다. 눈을 살며시 감고,
눈썹과 눈썹 사이 미간의 긴장을
풀어 봅니다.

3

온몸을 편안하게 이완하는 심호흡을
해 봅니다. 코로 숨을 깊이 들이쉬고,
입으로 숨을 천천히 내쉽니다.
코로 숨을 들이쉴 때는 아랫배가 나오고,
입으로 숨을 내쉴 때는 아랫배가
들어갑니다. 3번 반복합니다.
심호흡 후엔 자연스럽게 호흡합니다.

4

자연의 소리와 함께 명언을 들으며
휴식해 봅니다. 명언을 들을 때
잡념으로 인해 집중되지 않더라도
상관하지 않습니다. 알아차리는 순간,
다시 명언을 듣는 데 집중할 뿐 따로
생각을 없애려 하지 않습니다.

5 명언을 기억하려 노력하지 않아도 됩니다. 3번 반복을 통해 지혜는 밝아지고, 자연히 두뇌가 휴식합니다.

6 처음엔 하루 1개의 명언 명상도 좋습니다. 내가 부담 없이 편안히 할 수 있는 시간부터 조금씩 늘려 갑니다. 한 번에 긴 시간을 불규칙적으로 하기보다 매일 짧은 시간이라도 규칙적으로 하는 것이 더 효과적입니다.

오늘의 명언

자신의 기운을 북돋우는
가장 좋은 방법은
다른 사람의 기운을
북돋아 주는 것이다.

- 마크 트웨인(Mark Twain)

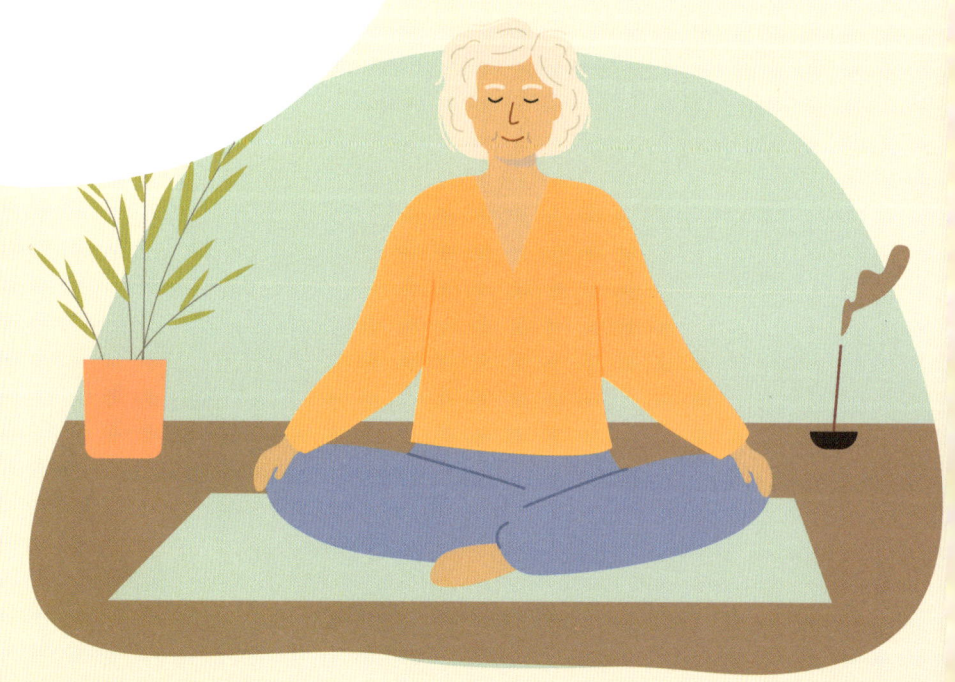

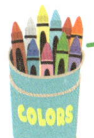 좋아하는 색으로 그림을 칠하면서 고요하고 여유로운 시간을 즐겨 보세요.

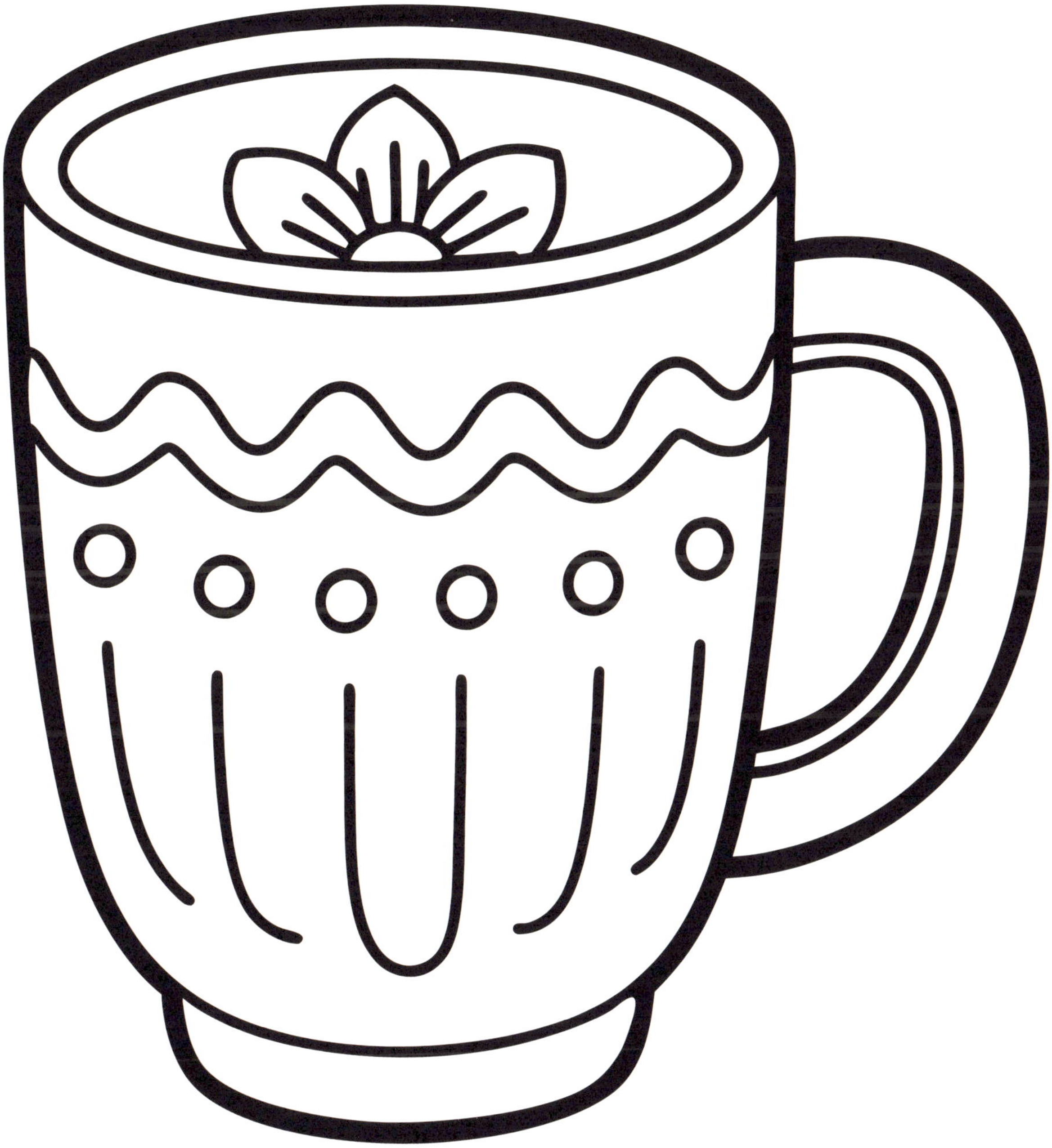

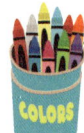 마음을 담아 선물하고 싶은 사람을 생각하면서 색칠해 보세요.

마음을 담아 선물하고 싶은 사람을 생각하면서 색칠해 보세요.

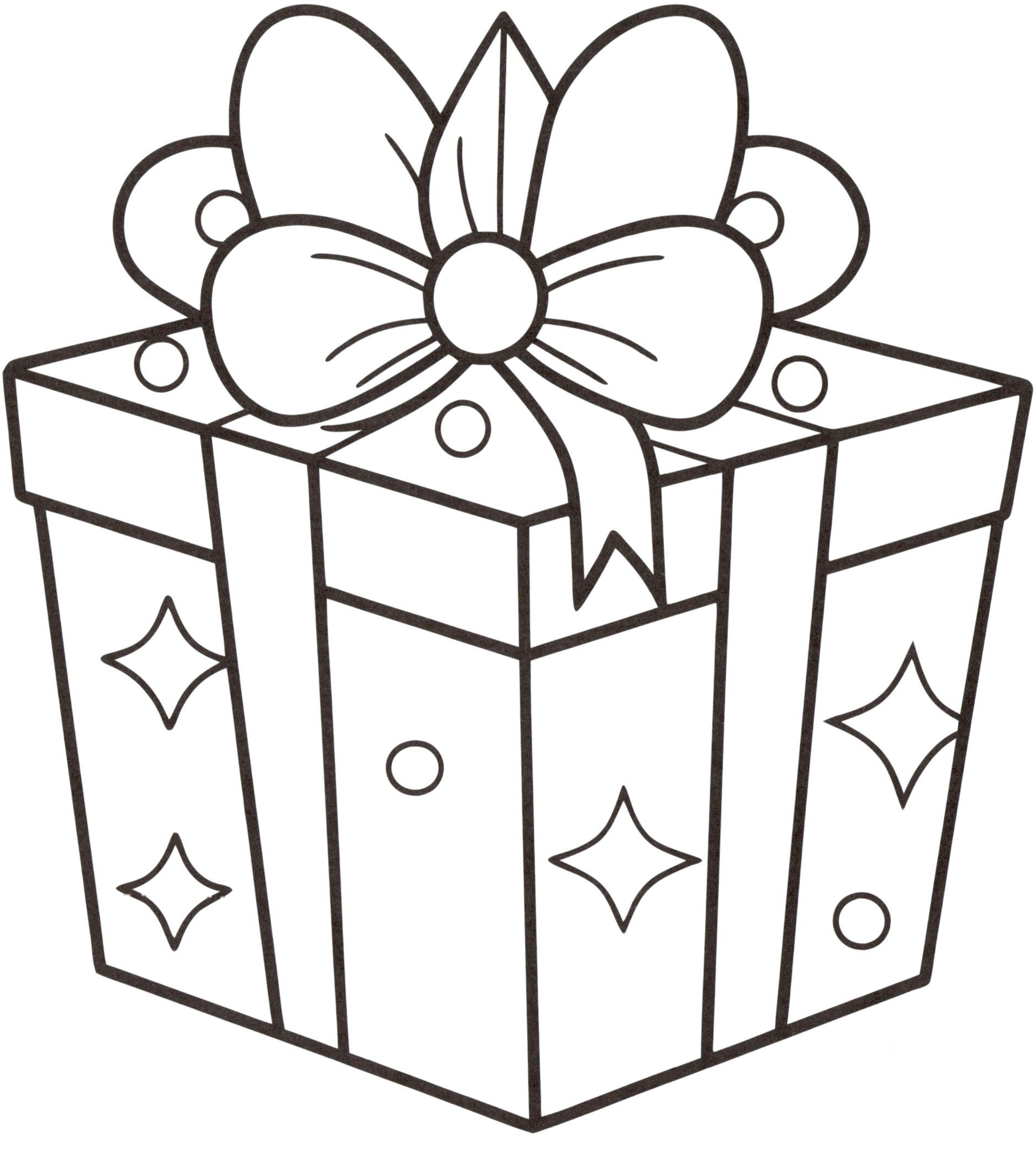

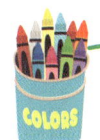 겨울에 대한 추억을 떠올리면서 그림을 색칠해 보세요.

겨울에 대한 추억을 떠올리면서 그림을 색칠해 보세요.

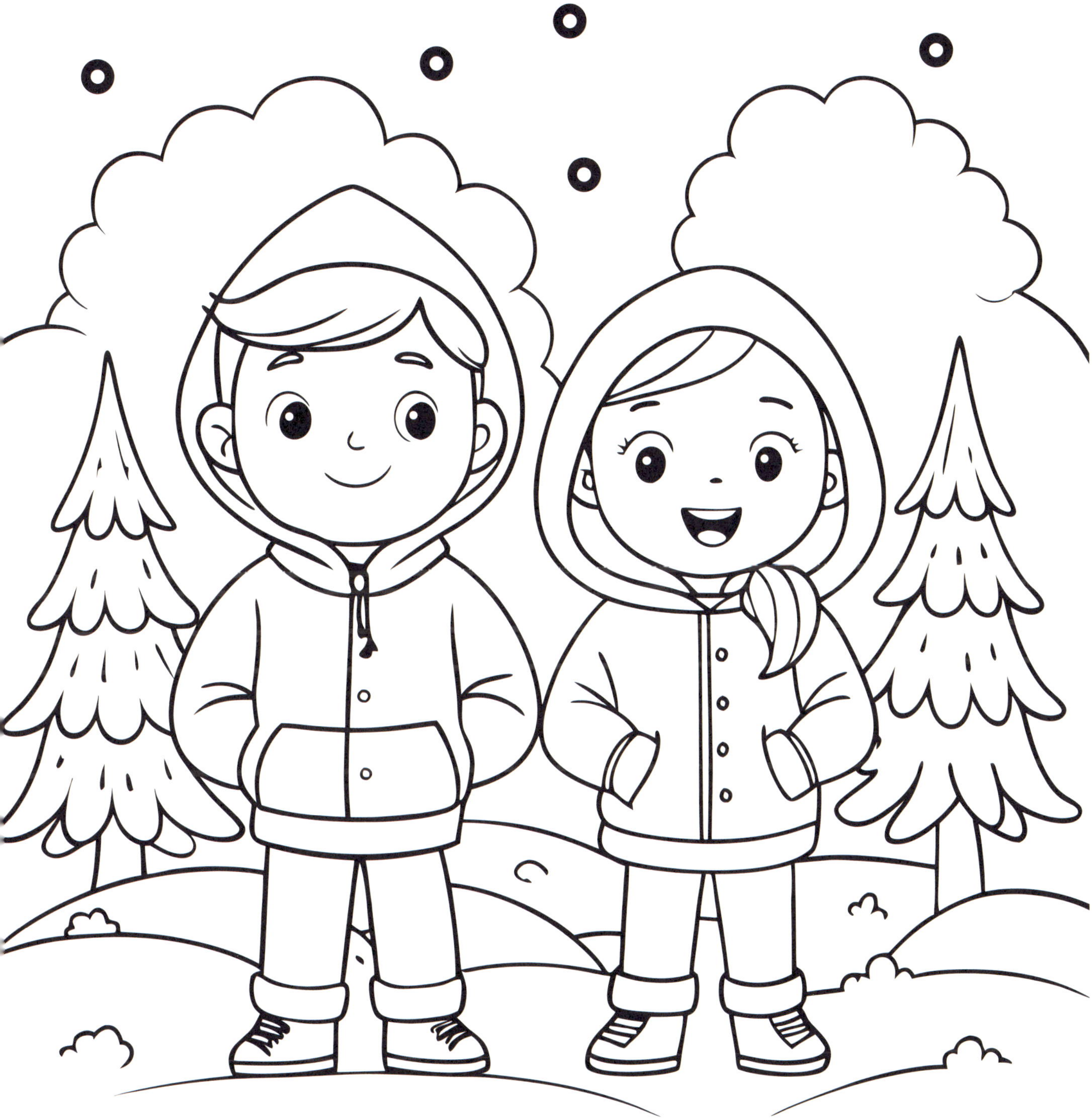

정답 1주

2
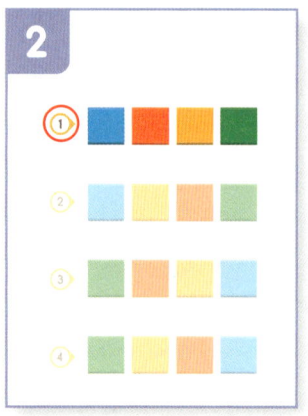

3
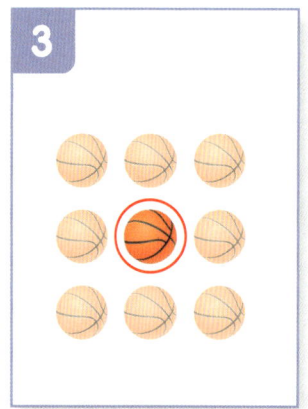

4 🔔 난로
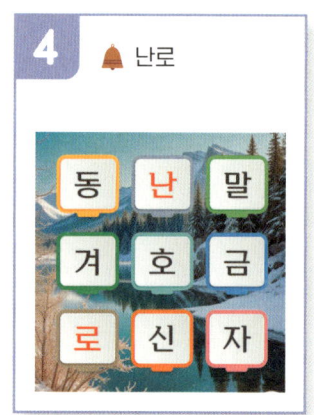

6
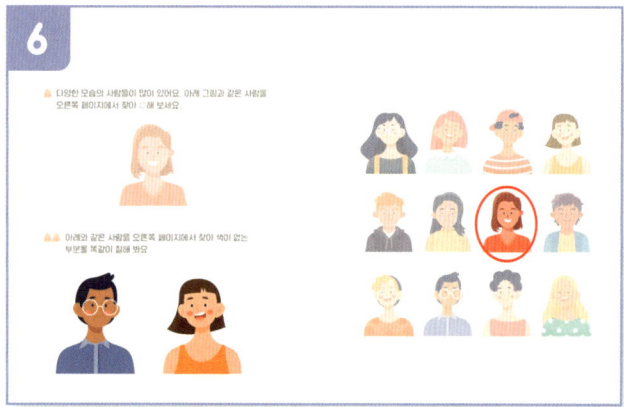

7 🔔 복사 → 사고 → 고사리 등
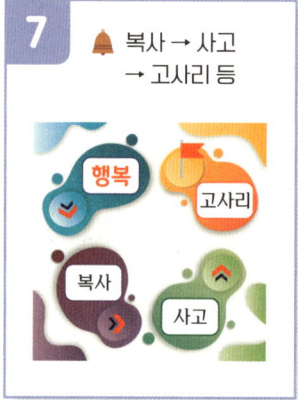

8
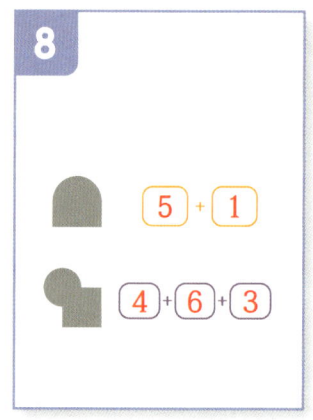

9
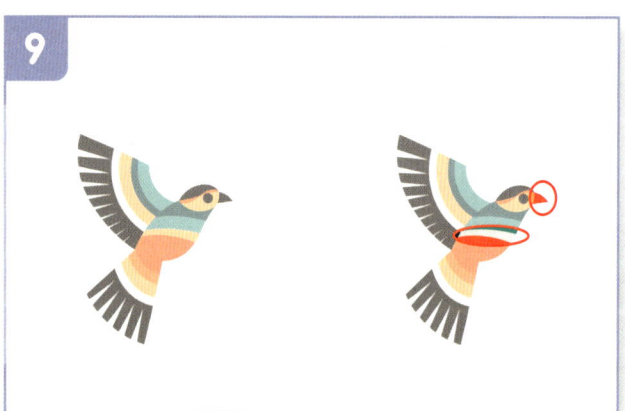

10 🔔 오이
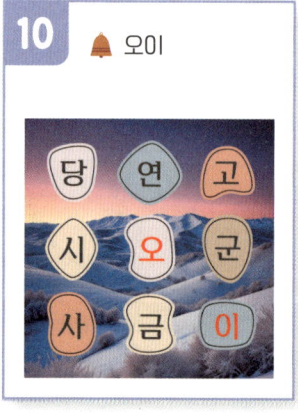

11
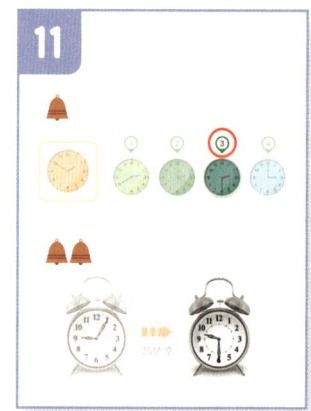

12
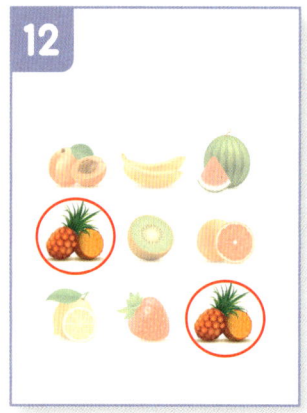

13 🔔 ① 이유 ② 유치원 ③ 원인 등
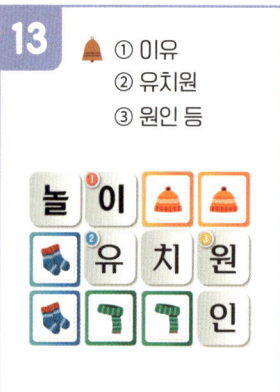

14 🔔 39

31 32 33 34
35 36 37 38
40 41 42 43

☕ 3개

15

정답 2주

2
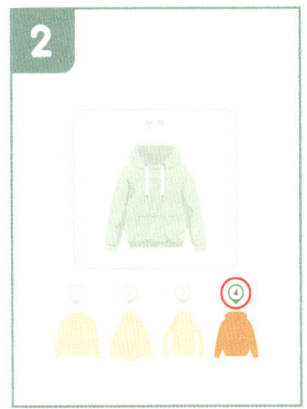

3

4 🔔 코뿔소
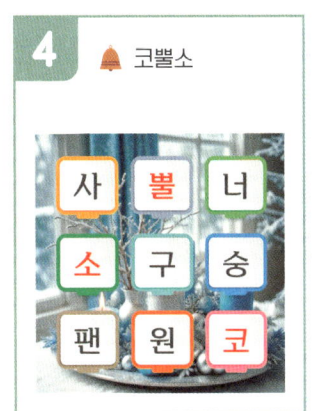

5
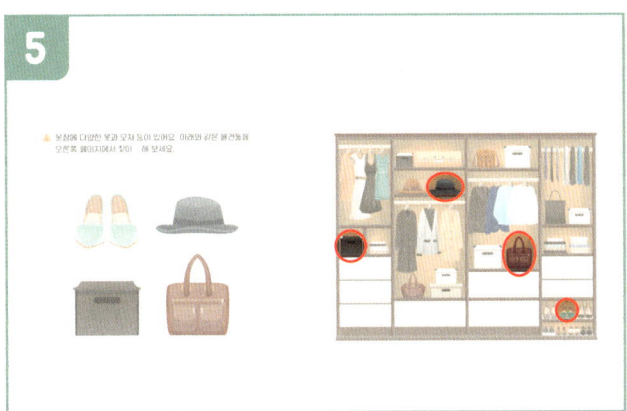

7
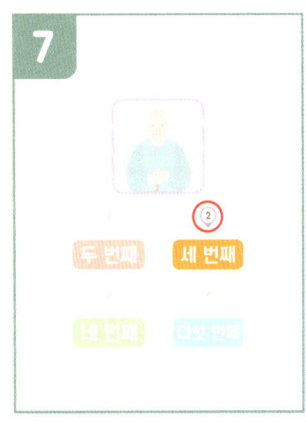

8
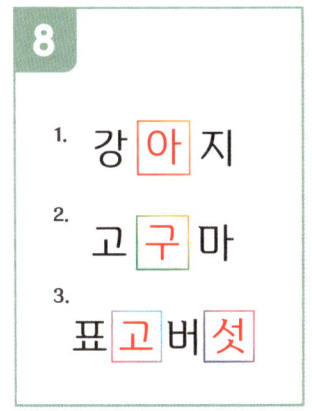

1. 강**아**지
2. 고**구**마
3. 표**고**버**섯**

9 🔔 6명
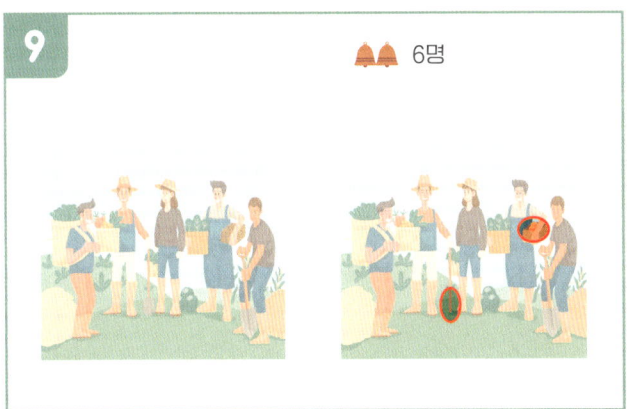

10 🔔 살구
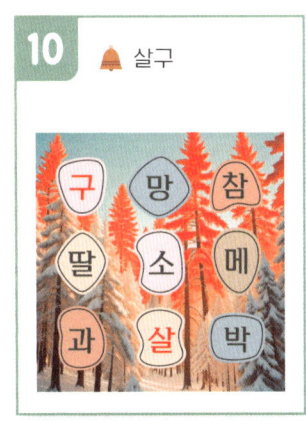

11 🔔 14,000원

4,500원+4,000원+5,500원
= 14,000원

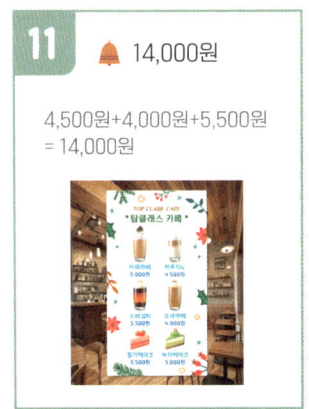

12
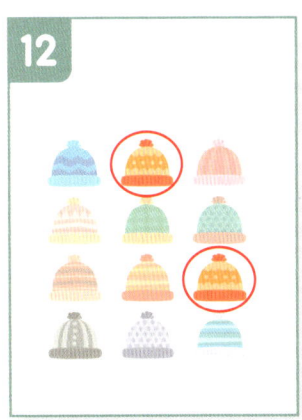

13 🔔 장수 → 수선 → 선풍기 등
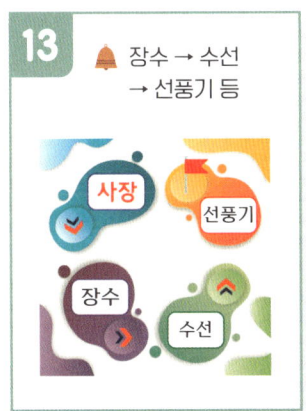

14
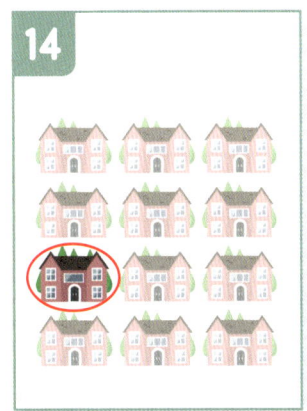

15

정답 3주

2
① 683
② 683
③ 863
④ 863

3
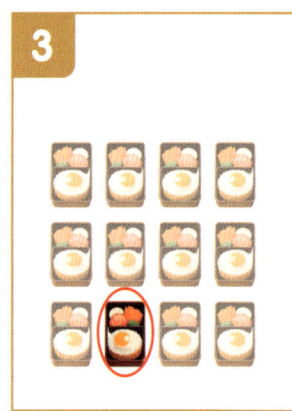

4 🔔 장미
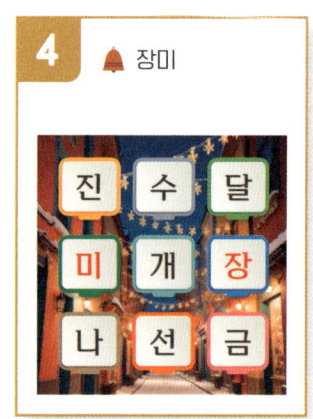

6
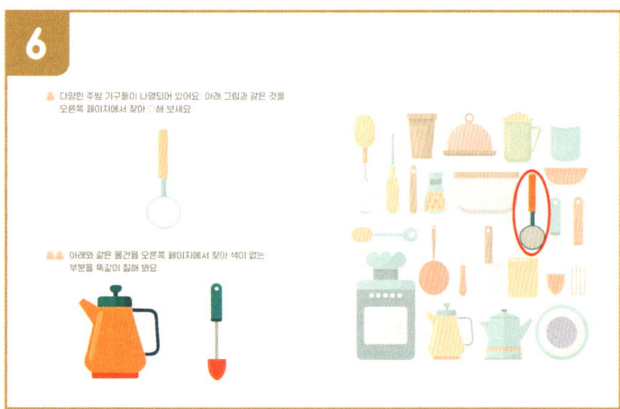

7
🔔 ① 학생
② 생필품
③ 품질 등
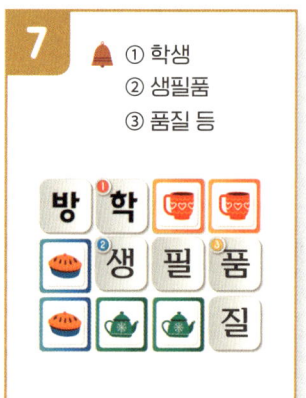

8
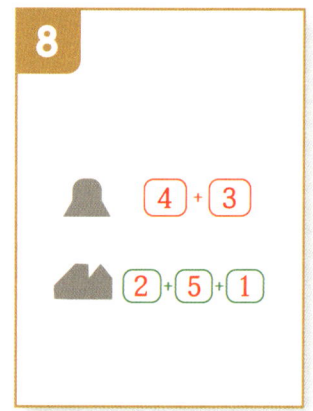

9 🔔🔔 한복
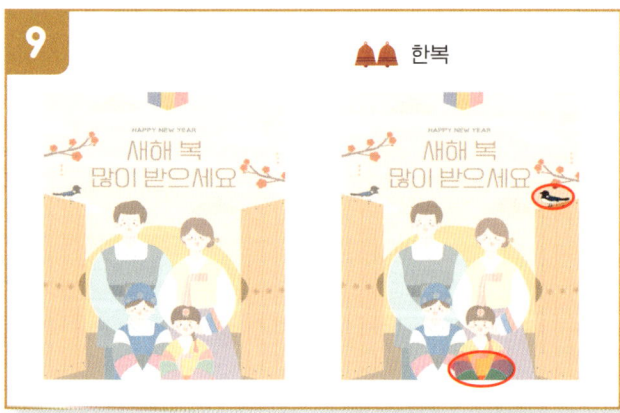

10 🔔 비행기
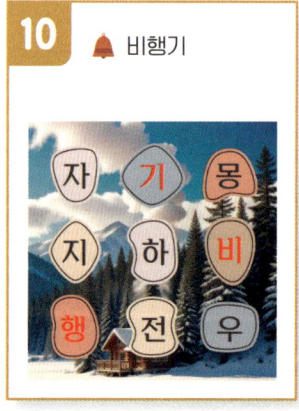

11
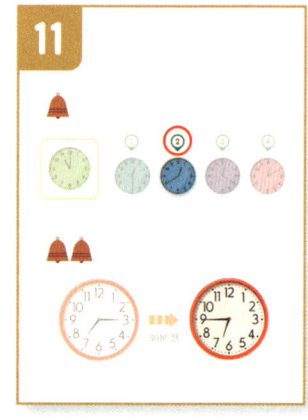

12
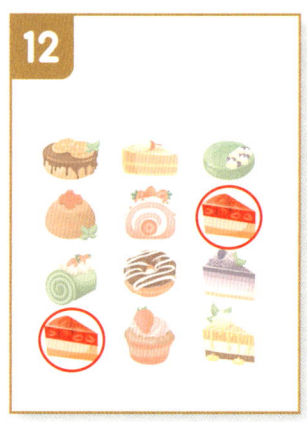

13 🔔 가자미 → 미용 → 용기 등
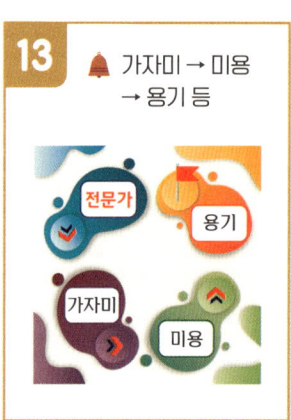

14 🔔 07, 13

01 02 03 04
05 06 08 09
10 11 12 14
15 16 17 18

☕ 짝수 13 - 7 = 6

15
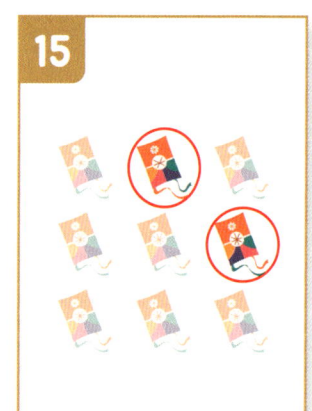

정답 4주

2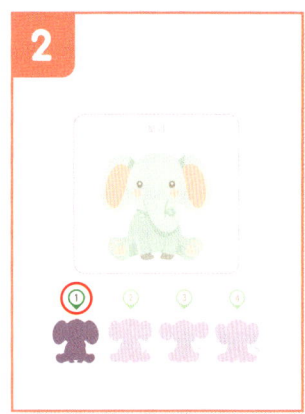

3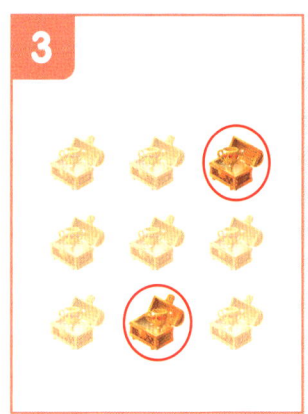

4 동치미
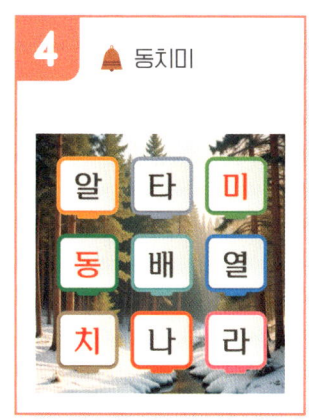

5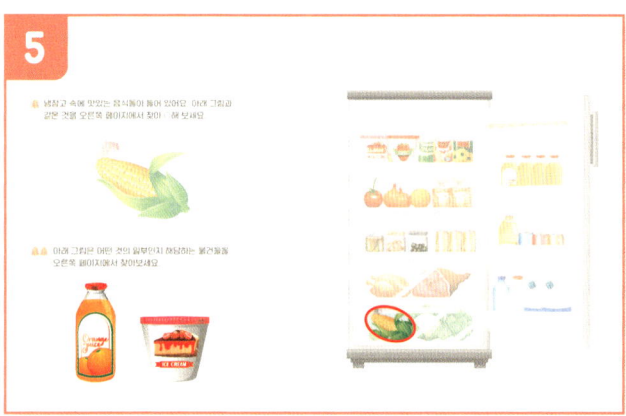

7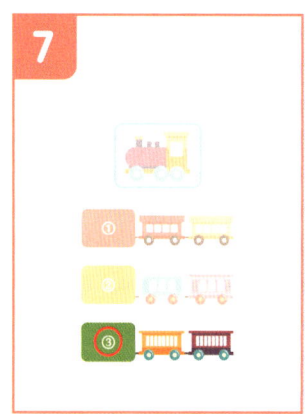

8
1. 시 금 치
2. 진 달 래
3. 딱 따 구 리

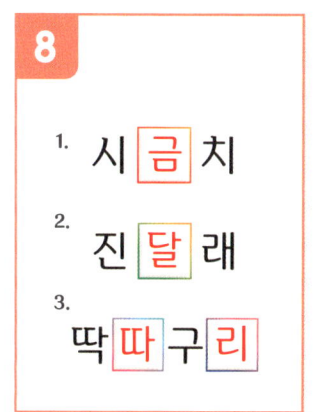

9 8개
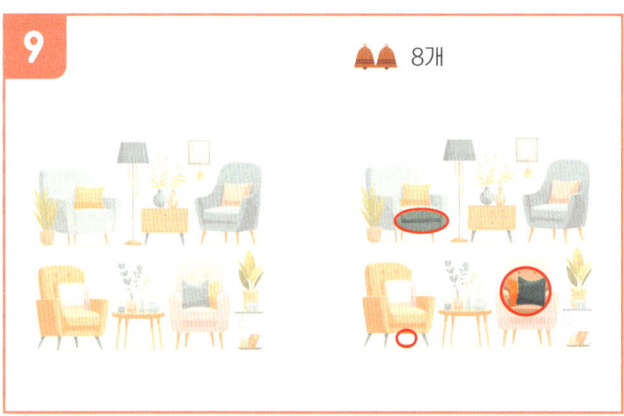

10 얼룩말
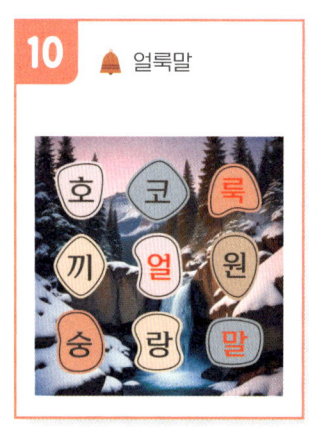

11 175km, 25,000원
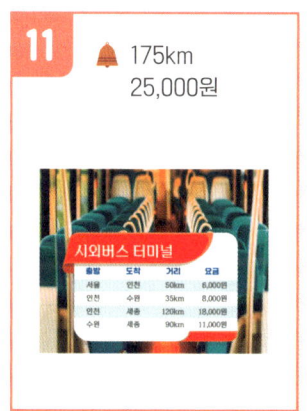

12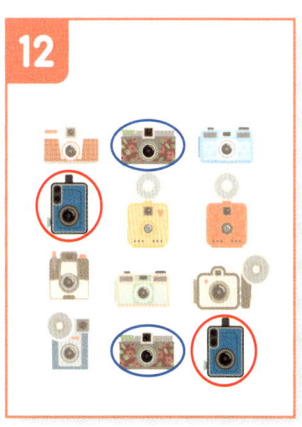

13 ① 사자 ② 자전거 ③ 거미 등
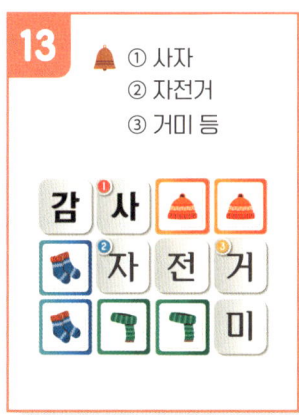

14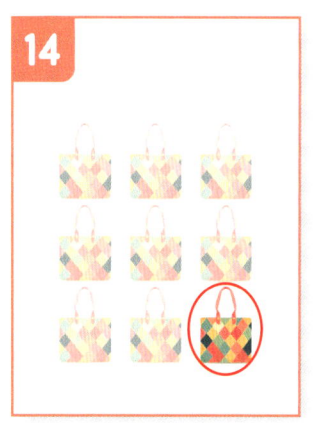

15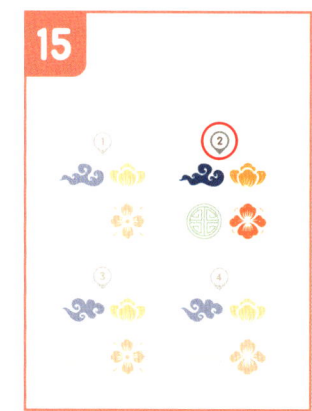

103

참고 자료

<가장 쉬운 탑클래스 치매예방 첫걸음 1, 2> 탑클래스 두뇌발전소 지음, 동양북스, 2022
<뇌내혁명> 하루야마 시게오 지음, 오시연 번역, 중앙생활사, 2020
<당신이 플라시보다> 조 디스펜자 지음, 추미란 번역, 샨티, 2016
<스트레스의 힘> 켈리 맥고니걸 지음, 신예경 번역, 21세기북스, 2015
<왓칭1> 김상운 지음, 정신세계사, 2011
<늙는다는 착각> 엘렌 랭어 지음, 변용란 번역, 유노북스, 2022
<미라클> 이송미 지음, 비타북스, 2020
<마음의 기적> 디팩 초프라 지음, 도솔 번역, 황금부엉이, 2018
<치매예방을 위한 두뇌성형> 권준우 지음, 푸른향기, 2020
<치매 쇼크 치매 혁명> KBS 생로병사의 비밀 제작팀 지음, 에이엠스토리, 2021
<유대인 생각 사전> 김영환 지음, 행복, 2018
<인디언의 지혜와 잠언> 다봄편집부 지음, 다봄, 2020
<명언의 탄생> 김옥림 지음, 팬덤북스, 2014
<고전명언 마음수업> 임성훈 지음, 스노우폭스북스, 2021
<명언으로 읽는 100명의 인생철학> 김옥림 지음, 창작시대사, 2022
<아들에게 전해주는 인생 명언 365+1> 윤태진 지음, 다연, 2022
<바로보인 도가귀감> 휴정 서산대사 지음, 대원 문재현 선사 역저, 문젠, 2017
<바로보인 유가귀감> 휴정 서산대사 지음, 대원 문재현 선사 역저, 문젠, 2017

https://www.onday.or.kr/wp/?cat=3 (따뜻한 하루 감성편지)
https://blog.naver.com/utimegps/70008004901

인지건강을 위한 두뇌 훈련_ 겨울편 2

초판 인쇄 | 2024년 11월 29일
초판 발행 | 2024년 12월 10일
지은이 | 탑클래스 두뇌발전소·대한치매협회
발행인 | 김태웅
기획 | 김귀찬
편집 | 유난영
디자인 | 디자인플러그
마케팅 총괄 | 김철영
온라인 마케팅 | 김은진
제작 | 현대순
발행처 | (주)동양북스
등 록 | 제 2014-000055호
주 소 | 서울시 마포구 동교로22길 14 (04030)
구입 문의 | 전화 (02)337-1737 팩스 (02)334-6624
내용 문의 | 전화 (02)337-1763 이메일 dymg98@naver.com

ISBN 979-11-7210-903-5 (03690)

▶ 본 책은 저작권법에 의해 보호를 받는 저작물이므로 무단 전재와 복제를 금합니다.
▶ 잘못된 책은 구입처에서 교환해드립니다.
▶ (주)동양북스에서는 소중한 원고, 새로운 기획을 기다리고 있습니다.

http://www.dongyangbooks.com